「中医文化青少年读本」

中医之史

大医精诚·名家辈出

■ 匡建民·刘晓天/著

山东城市出版传媒集团·济南出版社

图书在版编目（CIP）数据

中医之史：大医精诚·名家辈出 / 匡建民, 刘晓天
著. -- 济南：济南出版社, 2017.4（2022.11重印）
（中医文化青少年读本）
ISBN 978-7-5488-2516-6

Ⅰ.①中… Ⅱ.①匡… ②刘… Ⅲ.①中医学 - 医学
史 - 青少年读物 Ⅳ.①R-092

中国版本图书馆CIP数据核字(2017)第084204号

中医文化青少年读本：中医之史——大医精诚·名家辈出
匡建民　刘晓天 / 著

出 版 人 / 崔　刚
策　　划 / 张　彤　张元立　匡建民
产品监制 / 陈高潮　于风华
产品运营 / 王忠青
责任编辑 / 戴梅海　朱　琦　范玉峰
责任校对 / 刘雅稚　董傲囡
装帧设计 / 戴梅海
音频编写 / 刘晓天
音频播音 / 蒋　伟

出版发行　济南出版社
地　　址　济南市二环南路1号²⁵⁰⁰⁰²
网　　址　www.jnpub.com
发行电话　（0531）67817923　86131701
　　　　　　　　　　　86131728　86131704
经　　销　各地新华书店
印　　刷　济南鲁艺彩印有限公司
成品尺寸　170×240毫米
印　　张　10
字　　数　120千字
版　　次　2017年4月第1版
印　　次　2022年11月第3次印刷
定　　价　37.00元

前　言

中医药根植于中华文化的沃土，是中华文明的结晶。习近平主席强调，中医药学凝聚着深邃的哲学智慧和中华民族几千年的健康养生理念及其实践经验，是中国古代科学的瑰宝，也是打开中华文明宝库的钥匙。青少年是祖国的未来、民族的希望，是实现民族复兴梦的中坚力量。因此，让青少年掌握中医药文化的这把钥匙，进而传承和弘扬中华文化，是当代青少年教育的重要任务。

为贯彻《中医药发展战略规划纲要（2016—2030）》《中国的中医药》（国务院2016年白皮书）的精神，由山东省中医药界、教育界、出版界的专家、学者专门组成专家委员会和编委会，历经数次探讨论证，几易其稿，共同策划出版了《中医文化青少年读本》（全三册）。分别为：《中医之史——大医精诚·名家辈出》，该册由世界中医药学会联合会医养结合专业委员会副会长、山东名中医药专家、山东大学附属山东省肿瘤医院匡建民主任医师担纲，以习近平主席总结的中华民族传统文化核心价值为指导思想，用深入浅出的语言讲述中医历史文化故事。通过历代名医的成长历程，彰显大医精诚、医者仁心的优秀传统，使青少年从中得到人生的启迪，从而引发对中医的热爱。《中医之本——阴阳五行·望闻问切》，该册由中华中医药学会首席健康科普专家、山东中医药大学刘更生教授担纲，以中医对生命的认知为主线，用中医的整体观念、阴阳五行、病因、四诊、体质等根本理念，阐释了生命过程、身体结构、脏腑功能、生理活动等内容，并联系生活实际，讲明中医独特的整体观、诊病方法以及对健康的认识。构思匠心独运，内容生动有趣。《中医之术——本草方药·针灸推拿》，该册由泰山学者、山东省中医药研究院孙蓉研究员担纲，依据食药同源理论，贴近生活，体现了中医药"未病先防，既病防变，瘥后防复"的理念。《中医文化青少年读本》（全三册）如同一棵大树，根入大地、主干清晰、树冠繁茂，完美地呈现出与中华优秀传统文化密不可分的联系。

本丛书作为山东省首套青少年中医药普及读本，得到了山东省中医药管理部门的大力支持。出版之时，恰逢《中华人民共和国中医药法》公布施行。习近平主席告诫我们"靡不有初，鲜克有终"。我们将在丛书的基础上，采用多种展现方式，以大力弘扬中医药传统文化、尊古传承为己任，让更多的青少年在阅读中领略传统文化的魅力，在实践中体悟传统文化的精髓，在成长中不断汲取传统文化的营养，做"有根"的中国娃，做健康的中国人！

目 录

引　言 / 道法自然　天人合一 / 1

　　人体、社会与自然　整体观念一线牵 / 3

第一章 / 脚踏实地　实事求是 / 7

　　第一节　扁　鹊　针太子起死回生　说桓公堪为上工 / 9

　　第二节　医海拾贝　跷跷板上的医与巫 / 19

第二章 / 经世致用　知行合一 / 23

　　第一节　华　佗　麻沸散开外科先河　五禽戏助强身防病 / 25

　　第二节　张仲景　勤求古训览医经　博采众方著《伤寒》 / 31

　　第三节　医海拾贝　"打仗"秘籍与四部经典 / 40

第三章 / 仁者爱人　以德立人 / 45

　　第一节　皇甫谧　年少蹉跎误功名　发愤图强著《针经》 / 47

　　第二节　葛洪、鲍姑　修道习医仙侣伴　简便廉验《肘后方》 / 55

　　第三节　孙思邈　大慈恻隐救含灵　安神定志度苍生 / 63

　　第四节　医海拾贝　儒道佛共烹"大蛋糕" / 72

第四章 / 革故鼎新　与时俱进 / 77

第一节　钱　乙　少年立志精幼科　化古创新疗疾苦　/ 79

第二节　李　杲　母病求医不得治　精研医学弥过失　/ 85

第三节　宋　慈　事必躬亲断冤案　推敲取证真相白　/ 92

第四节　医海拾贝　官方重视使中医走上快车道　/ 97

第五章 / 自强不息　厚德载物 / 101

第一节　李时珍　尝百草药学有成　善切脉普度众生　/ 103

第二节　吴有性　王朝将倾疫病行　挺身而出妙招胜　/ 111

第三节　傅　山　体恤妇女反歧视　著书立说集大成　/ 119

第四节　叶　桂　拜十七师采众长　精温病学力能当　/ 125

第五节　医海拾贝　总结集成之登峰造极　/ 133

第六章 / 求同存异　和谐相处 / 137

第一节　张锡纯　西医入与中医争　衷中参西促汇通　/ 139

第二节　医海拾贝　西学东渐　有容乃大　/ 146

附　录 / 新中国中医发展　中医药再迎新春 / 149

引　言／道法自然　天人合一

中医药是中华优秀传统文化的重要组成部分和典型代表，强调"道法自然、天人合一"。

——《中国的中医药》（2016年国务院白皮书）

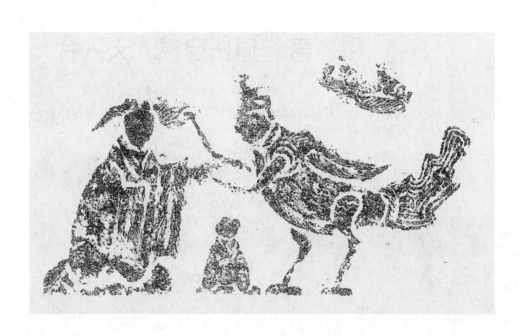

人体、社会与自然　整体观念一线牵

中医学根植于中华大地，守护中华儿女的健康已有几千年了。中医学历经几千年，仍然生机蓬勃，其核心精髓之一是整体观念。

人体自身是一个统一的整体，同学们在感冒的时候除了咳嗽与发烧外，是不是还会出现流鼻涕、鼻子不透气、嗓子疼、出汗等一系列的症状呢？这是因为感冒除了会侵袭肺脏，出现咳嗽的症状之外，还会损伤到与肺相关的鼻子、喉咙、皮肤，出现相应的症状，所以中医就把体液中的鼻涕、鼻子、喉咙、皮肤全部归到了肺脏的大系统中，肺脏一旦生病，这一系统中的所有相关部分都可能会出现功能异常。五脏均有自己所统率的系统，同时系统之间也会互相产生影响。这样一来，中医治病的时候就不是简简单单的"头痛医头，脚痛医脚"了。

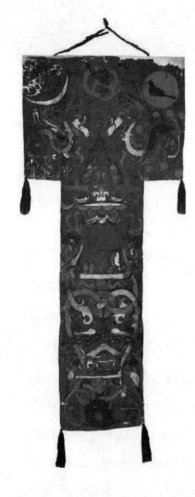

马王堆汉墓T形帛画（天人合一）

人体与自然界也是一个统一的整体。在春天的时候，同学们会感受到微风拂面，然后花草树木都在生长，同时，在这个季节，同学们的身高长得是最快的；酷暑时节，同学们会感到空气中弥漫着热腾腾的气体，往往会热得坐立不安；秋天气候干燥，尤其在北方，同学们的口唇会干裂，有时说不定还可能流鼻血；进入严冬，寒冷异常，同学们可能戴上手套帽子、穿着羽绒服还瑟瑟发抖。自然界的气候变化与人体的内部变化是息息相关的，不正常的气候就会导致疾病的产生，所以我们在生活中要做到"虚邪贼风，避之有时"。

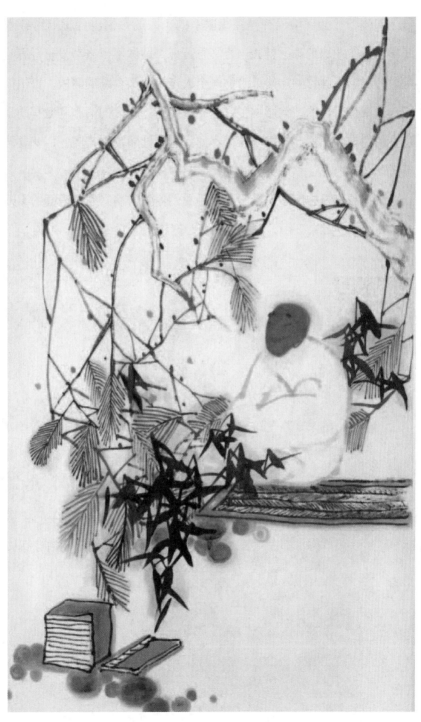

人与自然

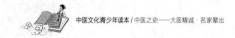

人体与社会环境同样是互相联系的，人的心情也会影响到身体的状态。同学们写作业遇到难题就会一直冥思苦想，题做不出来都没有心思吃饭，这就是思考影响了脾胃的功能；当你一个人走黑漆漆夜路的时候，害怕得老想上厕所，这就是恐惧的情绪影响了肾的闭藏功能。适度的情志刺激有助于健康，而过度的情志刺激就会损害健康了。如何避免健康的损害呢？那就要做到"恬淡虚无，精神内守"。

整体观念是中医学的精华，也是我们养生防病必须要遵循的原则，只有顺应自然环境、社会环境，才能达到身心健康。

中医与四季

第一章 / 脚踏实地　实事求是

中医药学凝聚着深邃的哲学智慧和中华民族几千年的健康养生理念及其实践经验，是中国古代科学的瑰宝，也是打开中华文明宝库的钥匙。

——习近平

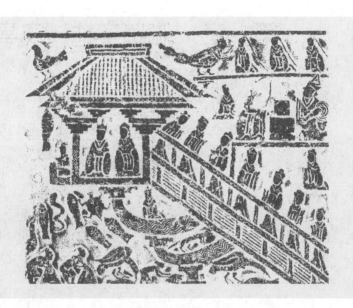

第一节　扁　鹊

针太子起死回生　说桓公堪为上工

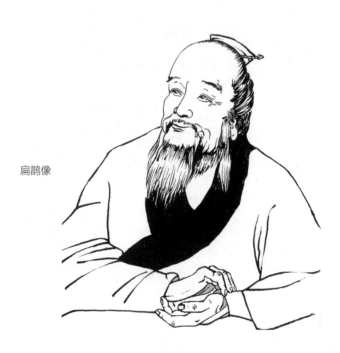

扁鹊像

　　扁鹊，据《史记》记载，姓秦，名越人，春秋战国时期名医。由于他的医术高超，被认为是神医，所以当时的人们借用了上古神话中的黄帝时期神医"扁鹊"的名号来称呼他。

导　入

　　患了感冒的时候去医院看病，医生一般会让其抽一小管血化验以判断病情。抽血的时候，患者都会想：有没有别的可以不用这么疼的好办法呢？答案是"有"。现在，让我们来看看一位生活在两千多年前的医生是怎样通过直接观察病人来判断病情的。

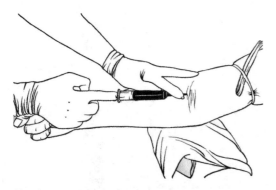

抽　血

名医学堂

扁鹊是春秋战国时期很有名望的医生，他一生巡诊于多个国家。

有一次，扁鹊路过蔡国，发现蔡国的君主蔡桓公面部气色不好，便对蔡桓公说："您生病了，在皮肤上，如果不医治，病情就会加重。"蔡桓公生气地说："我没有病。"扁鹊离开后，蔡桓公说："医生老是喜欢给没病的人治病，以此来炫耀自己的医术。"过了十天，扁鹊再次见到蔡桓公，说："您的病现在已经到肌肉里了，如果不及时医治，病情将会更加严重。"蔡桓公仍然不理睬。又过了十天，扁鹊第三次见到蔡桓公，说："您的病现在到了肠胃里了，如果现在还不治疗，后果将会不堪设想。"蔡桓公依旧不理睬扁鹊。又过了十天，扁鹊远远看见蔡桓公，掉头就跑。蔡桓公派人问扁鹊为什么要跑，扁鹊说："病在皮肤，我可以用汤药和热敷治好；病在肌肉，我可以用针灸治好；病在肠胃，我可以用一些药物治好；当病到了骨髓的时候，已经很深了，这时候医生也没有什么办法救他了。"五天之后，蔡桓公感到浑身疼痛，因为错过了最好的治疗时机，就死去了。人们听说这件事情后，都把扁鹊奉为神医。

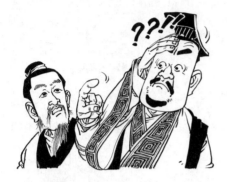

病在皮肤

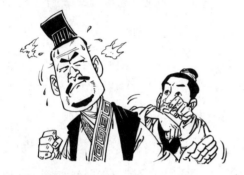

病在肌肉

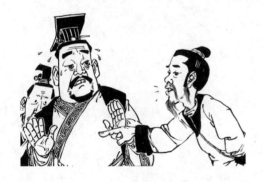

病在肠胃

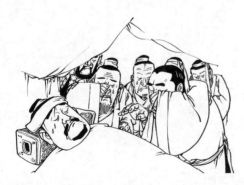

病在骨髓

中医名著

　　《难经》相传为扁鹊所作，由后人整理而成。难，此处读nàn，是解释疑难的意思。《难经》是在《素问》《灵枢》基础上提出了81个问题进行重点讨论，然后归纳成书的。书中解答了许多医学问题。

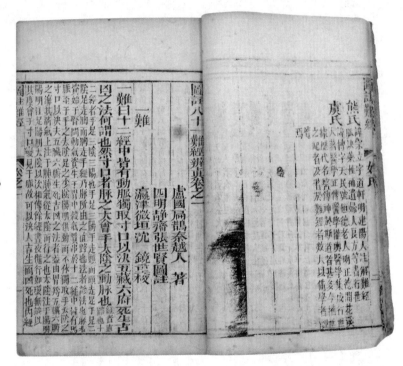

《难 经》

名医风尚

"起死回生"的由来

　　一次，扁鹊巡诊到虢（guó）国时，正好赶上虢国太子刚刚"死亡"。扁鹊上前询问随从，了解了太子的发病经过，并亲自观察了太子的状况后说："太子还没有死，只是得了一种叫作'尸厥病'（突然昏倒不省人事，像死去一样）的疾病，我可以治好他。"太子的侍从是个只相信鬼神巫术而不相信医生医术的人，他反驳说："简直就无稽之谈，死人怎么可能复活呢？"扁鹊并不理会他，而是跟弟子一起为太子用针灸、热敷、汤药等方法治疗。慢慢地，太子竟然真的苏醒了过来，周围人纷纷竖起了大拇指。扁鹊用自己的高超医术说明了巫术迷信的不正确，让更多的人生病后去找医生而不是找巫医看病。

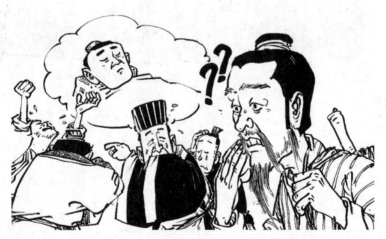

太子出丧

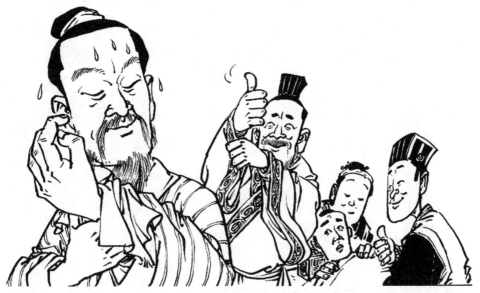

太子复生

名医典故

兄弟三人究竟谁水平高

相传，扁鹊和他的两个哥哥都是有名的医生。有一次扁鹊去魏国，见到了君主魏文王，他问扁鹊："你们家兄弟三人都擅长医术，到底哪一位医术最高明呢？"扁鹊答说："我的大哥水平最高，其次是我的二哥，最低的是我。"文王再问："那么为什么你是最有名气的呢？"扁鹊回答说："我大哥治病，是在病情发作之前，病还没有发作就先好了，一般人根本都察觉不出来，所以他的名气没有传播出去，只有我们家里的人了解这个事情；我的二哥治病呢，是在疾病刚刚发作的时候，也就是说人们刚刚得病就好了，所以人们认为他只会治一些轻微的小病，也就只有本乡的人知道他的名气；而我治病呢，是在病情非常严重的时候，人们经常看到我在人身上扎针或者是在皮肤上敷药，所以认为我的医术最高明。其实，真正高明的医生应当是像我的两位哥哥那样，在疾病没有发作或者是刚刚发作的时候就采取治疗措施，这叫作'治未病'，会治未病的医生才是高明的医生啊！"文王听了之后赞许地说："你说的很有道理，只有提前治疗，才能不让疾病变得严重难治，才算是高明的医生！"

名医名言

骄恣不论于理，一不治也；

轻身重财，二不治也；

衣食不能适，三不治也；

阴阳并，脏气不定，四不治也；

形羸不能服药，五不治也；

信巫不信医，六不治也。

——扁　鹊

六不治

古为今用

1. 同学们, 把扁鹊的故事讲给爸爸妈妈听吧。

2. 上网查一下还有哪些古代名医, 跟同学们分享一下你的发现。

3. 通过观察确定病情的方法在中医学中被称为"望诊", 同学们想不想也学两招呢?

中医认为, 当一个人的面色发红时, 就说明他的体内是有"热"的, 而当一个人的面色发黑时, 说明他的体内是有"寒"的。

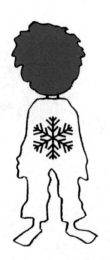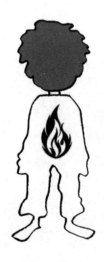

冰火小人

第二节 医海拾贝

跷跷板上的医与巫

上古时期，生产力水平非常低下，人们过着茹毛饮血的生活，就很容易生病。生病在我们现代人看来是一件再平常不过的事情了，但是在当时，由于知识的缺乏，生病的人们会认为是因为自己的行为得罪了大自然或者鬼神，从而受到了惩罚。既然是这样，想治好病只能找"巫"了。巫作为原始部落文明的保存与传播者，被认为是"能与自然或者鬼神说上话的人"，是当时社会中最大的"知识分子"阶层，他们既掌握一些简单的医术，也擅长做祭祀祷告之类的事情，所以当时医和巫是并没有明确区分界限的，跷跷板上也只有一头坐着人，那就是兼具医和巫功能的"巫医"。俞跗①是当时最有名的巫医，那么他怎样看病呢？《韩诗外传》上说他从来不在真正的病人身上进行治疗，而是找一个模拟病人的人偶，对人偶进行一番治疗后，生病的人也就自然好了。这就好比你家养的小猫咳嗽了，你不管小猫，却给你的Hello Kitty玩偶喂了一碗汤药，小猫就好了一样。看到这，同学们可能就会怀疑了，这样治病有用吗？巫医作为中华大地上最早进行医疗实践的群体，在守护人们健康方面起到了一定的作用，不过呢，他们不能治疗所有的疾病，主要适合于治疗一些由于心理原因导致的疾病，对于器质性疾病就没办法了。

---

① 俞跗在《韩诗外传》中被记载为巫医，在《史记·扁鹊仓公列传》中被记载为外科医生。

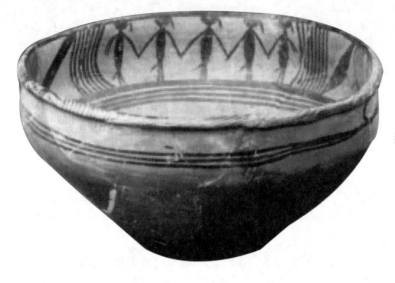

舞蹈纹彩陶盆

在长期的医疗实践中，大部分疾病并没有因为巫医的祷告或者祈求得到好转，勤于思考的古人就开始对巫医产生了怀疑。此时，一部分希望探究治病真理的人慢慢地聚集到了跷跷板的另一端，但是他们的力量还很弱小，完全无法撼动巫医的地位。既然祷告或者给人偶治病没有效果，那么什么才有效果呢？没有好的治疗方法，人们还是只能去找巫医呀。在家里冥思苦想而不得，有些人决定出去散散步、换换脑子。首先，他们来到了村口的广场上，发现许多上了年纪的大爷大妈在跳着模仿动物的狩猎舞蹈，这些经常跳舞的人几乎不怎么生病；接着，他们往外又走到了狩猎场，狩猎场里全部是村子里最壮实的男子，他们平时负责狩猎，如果村庄安全受到威胁了还要去打仗，有打仗和狩猎难免就会受伤。他们也不怎么去找巫医，或是用砭石切开破损的部位以排脓放血，或是用火来熏烤疼痛的部位以消除不适；再往前走，就是一片茂密的树林了，村里很多人都在这摘果子或者植物的叶子吃，有时候摘下来的果子或者树叶不仅能充饥，还能歪打正着治好头疼脑热。转完了这一圈再回到家里，他们思路一下子就开阔了许多，治病方法不正是从点滴的生活经验中而来吗？渐渐地，在一位位医生的努力下，狩猎舞蹈变成了叫作"导引"的健身体操；砭石和熏烤演化成了针刺与艾灸；一部分的果子和植物的叶子成了药物。有了这些医疗手段的支撑与帮助，医逐渐变得强大到可以与巫分庭抗礼。

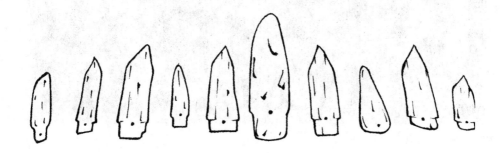

砭 石

春秋时期，随着医学知识的积累，自然，鬼神致病的认识已经开始没市场了。晋景公曾经因为杀错了人，晚上睡觉时梦到有一个凶神恶煞的大鬼来找他索要性命。第二天醒来后，他就叫来了桑田巫为他解梦，桑田巫说他应该活不过明年新麦子收割的时候了。晋景公对桑田巫的说法不是非常相信，便派人去请当时秦国著名的医生医缓。在医缓到达的前一天晚上，晋景公又梦见自己的病变成了两个小孩子，一个小孩说："医缓可是著名的医生啊，他一来了咱们肯定完蛋。"另一个小孩得意地说："那我们就藏到膏（心尖脂肪）的下面、肓（心脏和隔膜之间）的上面，这样谁也不能把我们怎么样！"第二天医缓一到，经过"望闻问切"四诊之后，说："大王你已经病入膏肓了，不管是针法还是灸法还是药物，都已经治不了您的病了，准备后事吧。"这就是成语"病入膏肓"的由来。晋景公得病，同时请来了巫与医对病情进行分析，说明此时医已经与巫可以平起平坐，他们在跷跷板上的位置变得平衡起来。

后来，晋平公生病，郑国国君派出了子产去为晋平公诊病，晋国的大臣

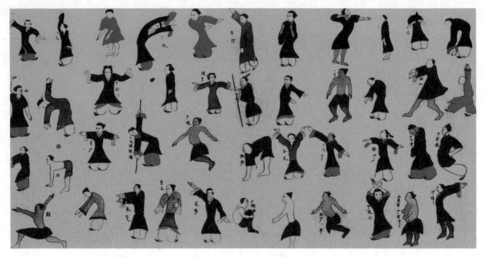

马王堆出土的《导引图》（复原图）

说："我们把该祭祀的神灵都祭祀过了，为什么大王的病还没有好呢？"子产说："这跟神灵完全没有关系呀，大王的病是因为过度劳累、饮食不节等原因造成的。想要治好病，只要遵循自然规律，早晨听政、白天调查、傍晚确定政令、夜里好好休息就可以了。"晋平公和大臣都觉得很有道理，可见，巫医在统治阶级那里益发没有了市场，人们生病后也不会再去找巫医诊病，这时，医完全占据了跷跷板的一端。

到名医扁鹊明确提出"六不治"，其中有一条就是"信巫不信医"，意思就是不给相信巫而不相信医的人治病，这样一来，巫被彻底踢出了跷跷板，医的时代正式到来了！

酒为百药之长

第二章 / 经世致用　知行合一

中医药作为中华文明的杰出代表，是中国各族人民在几千年生产生活实践和与疾病作斗争中逐步形成并不断丰富发展的医学科学。

——《中国的中医药》

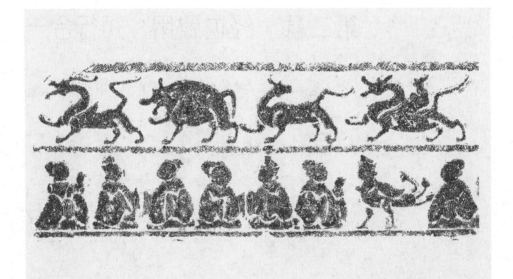

第一节 华 佗

麻沸散开外科先河 五禽戏助强身防疴

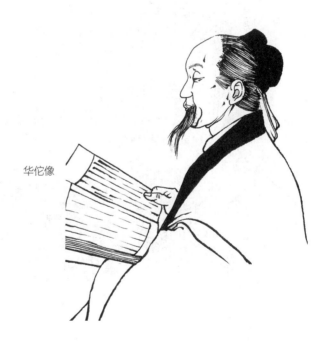

华佗像

华佗（？—208），字元化，东汉末年著名的医学家，曾发明五禽戏与麻沸散，被称为"外科鼻祖"。

导　入

　　看过《三国演义》的同学想必对曹操这个人物印象非常深刻吧，他手下汇聚了一大批的武将与谋士，南征北战，威风凛凛，很多当时的英雄豪杰都被他打败。但是同学们知道吗，这样的一位枭雄患有很严重的头痛病，那么是谁为他看病？他又是如何对待这位医生的呢？

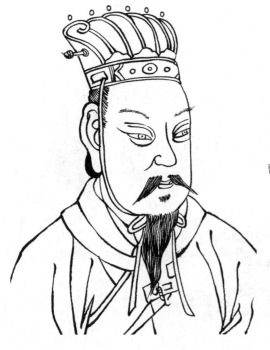

曹操像

名医学堂

　　华佗生活在东汉末年，可以治疗很多种疾病，尤其擅长为外伤的患者做手术。做手术的时候需要在人身上开刀，可想而知这样会非常疼痛，所以必须先对患者进行麻醉，让他在做手术的时候睡一觉，这样才能减轻他的痛苦。华佗为了使麻醉效果更好，专门走访了许多医生，收集了各种具有麻醉作用的药物，经过了很多次的试验，终于用麻醉药和热酒配制成了效果非常好的麻醉剂，然后，华佗为这个药起名为"麻沸散"。手术治疗时先给患者服下这个药，然后患者便失去知觉像睡着了一样，这样就可以在他的病变部位开刀，取出致病物，最后用桑皮线缝合，涂上药膏。一般术后四五天之后，患者就不会感觉到疼痛了，过一个月就可以完全康复了。

　　华佗的"麻沸散"是全世界最早的手术麻醉剂，他利用"麻沸散"为外伤的患者进行治疗，甚至还为患有腹部疾病的患者进行开腹手术，使很多患者转危为安，从疾病中康复。华佗的全身麻醉手术比欧美国家早了足足一千多年！

　　华佗的高超医术被当时的人们广为传颂，连当时的一代枭雄曹操都请华佗为其治疗"头风病"。华佗仅扎了一针就使曹操的病有了很大的缓解，曹操十分欣赏华佗的医术，想让他作为自己的私人医生。但是，华佗认为他的医术应该是为普天下的穷苦百姓服务，为更多的人解除疾病带来的痛苦，而不是为某个人或者某些人服务，所以就以"妻子生病"为由回到了家乡。曹操多次招华佗去许昌，他都不去，坚持在家乡行医，曹操一怒之下便杀掉了华佗。后来，曹操的儿子病危也没有人能为他治疗，曹操十分懊悔。

　　华佗在外科手术与麻醉上的巨大成就开创了中国医学史的新纪元，也让其获得了"外科鼻祖"的称号。同时，华佗"心系苍生、一心为民"的医德精神也被世代传颂。直到现在，当康复的患者感谢医术高超、医德高尚的医生时，常会在锦旗上面写上"华佗再世"这四个字，赠送到医院去。

名医风尚

向动物学习养生锻炼方法

华佗对养生锻炼十分有研究。他经常对他的弟子们说："想保持身体的健康，必须要进行体育锻炼，只有进行规律的体育锻炼，人们吃饭摄取的食物中的精华才能被吸收，人体的血脉才通畅。就像家中的木头门轴一样，只有不停地转动才不会被蛀虫损坏。"华佗根据这种"治未病"的思想，发明了一套模仿老虎、鹿、熊、猿猴和鸟五种动物姿态的健身体操，叫作"五禽戏"。比瑞典人林格创编的医疗体操还要早一千多年。

虎戏，模仿的是老虎的前扑动作，这可以有效缓解腰背部疼痛的症状；鹿戏，模仿的是鹿的伸转头颈动作，主要是针对肾脏保健，还可以起到缩减腰围，保持身材苗条的作用；熊戏，模仿的是伏倒站起动作，经常练习熊戏可以让人吃起饭来觉得更香；猿戏，模仿的是猿猴的脚尖纵跳动作，这样会无形中增强心肺功能，让体能变得越来越好；鸟戏，模仿的是鸟展翅飞翔动作，对身体的关节非常有好处。这套"五禽戏"是中国医学史上第一套健身体操，华佗的弟子吴谱一直坚持练习，最后"耳聪目明、齿牙完坚"，活到了90多岁呢。

名医典故

刮骨疗毒①

这个故事载于《三国演义》中。蜀国大将关羽的右臂被弓箭射中，后来关羽的伤口虽然痊愈了，但是一到阴雨天，右臂就会疼痛。部下请来了当时的名医华佗为关羽进行治疗，华佗查看了伤口之后说："将军中的是涂抹了毒液的箭，我要用刀割开将军的手臂，然后刮去骨头上残留的毒液，这样才可以根治，不过这样会非常疼痛，我需要把将军绑到柱子上，然后再进行治疗。"关羽笑着说："先生只管治疗，我不害怕疼痛，就坐在这喝酒、吃肉、下棋。"随后，关羽开始与部将下棋，华佗在一侧为他刮骨疗毒，流出的血都溢出了盆子，周围的将士看到这种场景无不大惊失色，关羽却面不改色，一直下棋喝酒。事后，华佗佩服地说道："我当医生这么多年，治疗过的病人无数，还是第一次见到像您这么勇敢的人呢！"

后人常常用能承受"刮骨疗毒"之痛来形容勇敢而意志坚强的人。

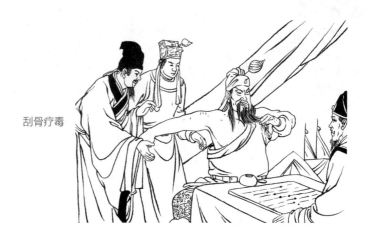

刮骨疗毒

---

① 曹操杀害名医华佗、关羽中箭的故事出自《三国志》，而《三国演义》中"刮骨疗毒"的故事是罗贯中在历史基础上进行了艺术加工创作成的。

名医名言

人体欲得劳动，但不当使极耳，动摇则谷气得消，血脉流通，病不得生。譬如户枢，终不朽也。

——华　佗

古为今用

1. 同学们，曹操残忍地杀害了华佗，导致最后自己的儿子无人可医，这个故事对你有什么启示呢？

2. "五禽戏"有很好的保健作用，同学们想不想亲身体验一下呀？请大家回家后上网跟着视频学习一下"五禽戏"，然后跟小伙伴们一起锻炼身体吧。

对症下药

第二节 张仲景

勤求古训览医经　博采众方著《伤寒》

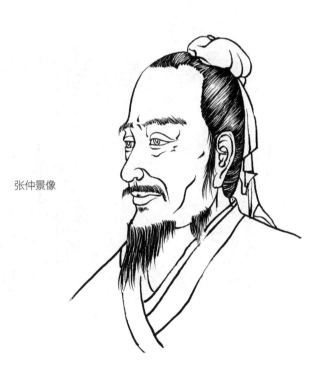

张仲景像

　　张仲景（约150—219），东汉末年著名医学家，名机，字仲景，东汉南阳（今河南省邓州市）人。著有传世巨著《伤寒杂病论》，被后人尊称为"医圣"。

导　入

　　饺子是中国人餐桌上的传统美食，它已经有上千年的历史了。尤其是在冬至这天，阖家团圆吃上一顿热乎乎的饺子成了每个中国家庭的习惯。饺子除了象征着团圆、亲情之外，背后还隐藏着一位苍生大医悲天悯人的动人故事呢。

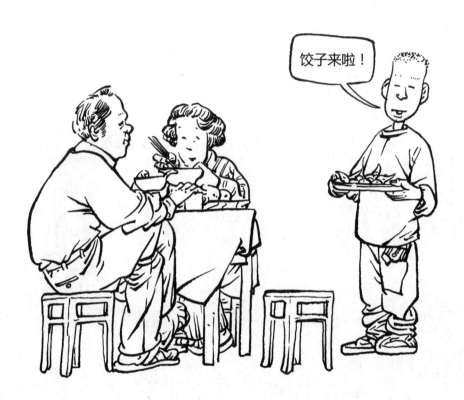

名医学堂

东汉末年，战乱频繁，百姓生活颠沛流离，各种疾病流行蔓延起来。

张仲景就生活在这个动荡的年代，他的家族也饱受疾病带来的痛苦。自建安元年（196）开始，张仲景家族中的人先后患各种疾病。张仲景带家人四处求医，但是由于得不到水平高明的医生医治，十年之间这个二百多人的大家族竟然有三分之二的人都死去了，其中大部分都是因为生活不安定，又在逃难途中受凉后出现了怕冷、咳嗽喘息、发高烧，出现类似症状的疾病得不到及时的医治，病情逐渐恶化最后就死亡了。亲人们纷纷离世，让张仲景陷入了无尽的痛苦与自责之中，他下定决心亲自研究各种疾病的原因和治疗方法，控制疾病的蔓延。

张仲景既没有得到家传，也没有拜师学习，所以想编写医书只能通过"勤求古训，博采众方"，即勤奋阅读古代医学典籍，广泛搜集对治病有效的药方。东汉末年交通极不发达，张仲景白天带着干粮深入民间乡里，遍访当地有名的老中医，寻求药方，遥远崎岖的山路把张仲景的鞋磨坏了一双又一双。晚上回到自己的住所，不得片刻休息，他又点起忽明忽暗的油灯，在灯下刻苦研读《灵枢》《素问》《难经》等医学著作，记录下书中的知识，有时甚至通宵苦读！

经过数年如一日的刻苦阅读与辛勤搜集，并结合自己多年来为百姓看病积累的经验，张仲景终于完成了《伤寒杂病论》。

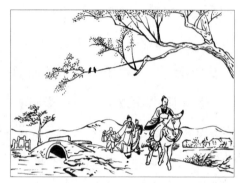

战乱频繁，民不聊生

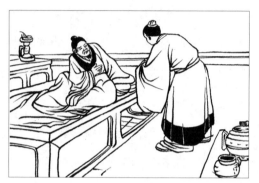

家人病重

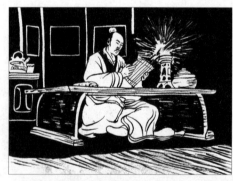

勤求古训，博采众方

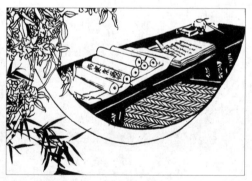

名著写成

中医名著

　　《伤寒杂病论》一书重点介绍外感病（感冒等）的治疗，在控制疫病蔓延方面发挥了很大的作用。该书在流传过程中，经后人整理，外感热病内容被结集为《伤寒论》，而有关内科杂病的部分被结集为《金匮要略方论》（简称《金匮要略》）。

《古本伤寒论》

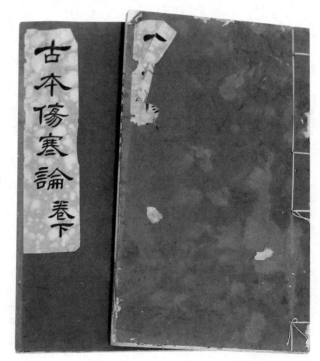

攘外安内

名医风尚

饺子的来历

张仲景在长沙做太守时，有一年冬天，非常寒冷，刺骨的寒风冻得人们哆哆嗦嗦。在白河边上，张仲景看到很多无家可归的人面黄肌瘦、衣不遮体，甚至连耳朵都冻烂了，心里十分难受。

回到家后，张仲景的心情久久不能平静，他坐立不安，惦念着那些河边上被冻烂了耳朵的穷苦人们。这时，他想到羊肉具有温补的特性，就立刻用羊肉和一些可以祛寒的药物一起放在锅里面煮，煮熟后捞出来切碎，用面皮包成耳朵的样子，再下锅，用原汤将包好馅料的面皮煮熟。面皮包好后，样子像耳朵，又因为其功效是为了防止耳朵冻烂，所以张仲景给它取名叫"娇耳"，这锅汤就被叫作"祛寒娇耳汤"。

仲景叫徒弟在南阳东关的一个空地搭了个棚子，支上大锅，为穷人舍汤。

张仲景让徒弟分给每个穷人一碗汤，两个"娇耳"。众人吃了"娇耳"、喝了汤，浑身发暖、两耳生热，再也没人把耳朵冻伤了。人们纷纷称赞张仲景的高尚医德。

因为张仲景为穷人舍"祛寒娇耳汤"是在冬至那天，张仲景去世后，人们为了纪念他，大家在冬至这天都要包一顿饺子吃，并且都说："冬至这天吃了饺子，冬天耳朵就不会被冻了。"

如今，"祛寒娇耳汤"很少有人吃了，但大家在冬至这天吃饺子的习俗流传了下来。饺子的种类和形状也有了很大改进，有中国人的地方就有饺子，饺子也成了阖家团圆的代表食品。

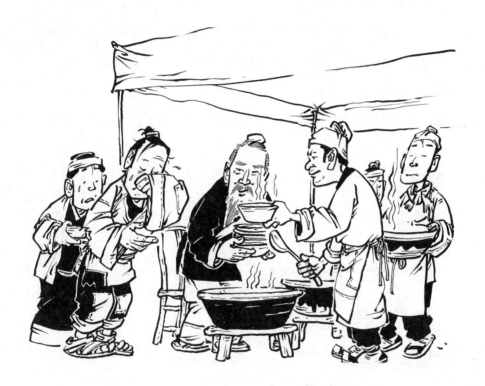

搭棚舍饺子

名医典故

"名医坐堂"的来历

　　张仲景在担任长沙太守期间，正值疫疠流行，许多贫苦百姓慕名前来求医。他完全没有封建官吏的官老爷作风，对前来求医者总是热情接待、细心诊治、从不拒绝。一开始，他是在处理完公务之后，在后堂或自己家中给人治病；后来，由于前来治病者越来越多，使他应接不暇，于是他干脆把诊所搬到了长沙大堂，公开坐堂应诊，首创了"名医坐大堂"的先例，他的这一举动，被传为千古佳话。所以一直到现在，中医还被称为"坐堂医"。中医医生们应诊的地方，一般会叫作某某堂，如"回春堂""庆余堂"等。

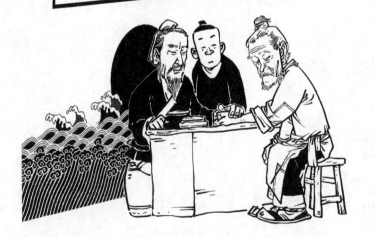

坐堂诊病

名医名言

1. 感往昔之沦丧，伤横夭之莫救，勤求古训，博采众方。

2. 上以疗君亲之疾，下以救贫贱之厄，中以保身长全。

——张仲景

古为今用

1. 羊肉本身是一种食物，但是张仲景却用它来治病，请同学们上网查一下还有哪些食物也可以作为药物治疗疾病呢？

2. 同学们感冒过吗？你们每次感冒的症状都一样吗？为什么都是感冒，有的时候流的是黄颜色的鼻涕，感觉身上发热，口渴；有的时候流的是白颜色的鼻涕，感觉身上怕冷，而且并不觉得口渴呢？这是因为它们属于感冒的不同证型，流的鼻涕颜色不一样，我们吃的药也应该不一样，这就叫作"辨证治疗"。

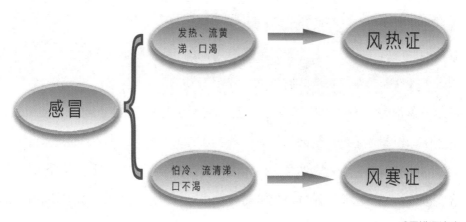

感冒辨证治疗

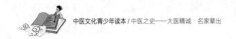

第三节　医海拾贝

"打仗"秘籍与四部经典

　　看到这个题目，同学们可能会觉得一头雾水，介绍医学的书中怎么会出现了"打仗"的字眼，莫非有什么失传多年的武林秘籍？其实这里的"打仗"并不是真刀真枪的战争，而是古人喜欢把治病与用兵打仗联系起来，比如说"用药如用兵""良将用兵，若良医疗病，病万变药亦万变"等等。打仗不是光靠蛮力就可以取得胜利的，还需要智慧与计谋，古人既然把治病与打仗等同，说明治病同样也是需要智慧与计谋，那么它需要的智慧与计谋从哪里来呢？就从题目中说到的"四部经典"来。

　　四部经典指的是成书于战国至汉朝时期的四部中医学名著，分别是《黄帝内经》《难经》《神农本草经》《伤寒杂病论》。

　　《黄帝内经》是中医学理论的奠基之作，虽然名字里面有人文初祖黄帝的名字，但却并不是他写的，而是好多人分别在不同的时期的作品汇集而成，之所以托名黄帝，既是表达了对伟大祖先的崇敬，也是为了让这本书可以引起更多人的注意。这是中医学最根本的一本"秘籍"，介绍的是中医最基本的原则，是每个医学生"上战场"之前的第一课。《黄帝内经》虽然成书于两千多年前，但是它所记载的内容直到现在都被中医学界奉为经典，其最突出的特点要属"整体观念"与"治未病"的理念了。所谓整体观念，就是说中医在治疗疾病的时候会宏观考察病人的整体情况，包括病变的情况、最近的心情还有自然界不正常的气候变化，综合分析之后再进行治疗，而不只是简单的"头痛医头、脚痛医脚"，秉承整体观念的理念也往往是中医治疗效果很好的原因。"治未病"的意思是指在疾病尚未发作的时候，就根据疾病可能出现的蛛丝马迹提前进行治疗，这个思想有些令人费解，但这也正是《黄帝内经》最为精华的内容。同学们可以想一下，当外国侵略者都已经打到了咱们国家门口的时候，我们才去造飞机大炮反击他们，是不是就已经晚了呢？所以说，"治未病"就是要居安思危，在疾病尚未发作或者还不严重的时候及时治疗，才能把疾病消除。"治未病"有两层含义，第一层叫作"未病先防"，是对一般人的要求，就是说要通过有规律的生活、适当的体育锻炼来增强机体的免疫力，达到抵御病邪入侵的目的；第二层叫作"既病防变"，这是对医生的要求，说的就是疾病已经在身体中发作，要想办法不让疾病进一步恶化。

《难经》相传是名医扁鹊所作，书名中的"难"字，既不是"困难"的意思，也不是"灾难"的意思，而是"问难"的意思。全书用了81个问题对《黄帝内经》中的医学理论进一步进行了解释，如果说《黄帝内经》是一本"打

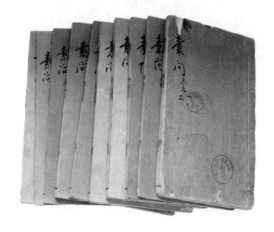
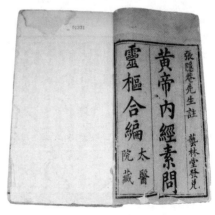

《黄帝内经》

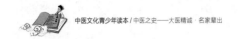

仗"的基础教材的话，那么《难经》就是对这本基础教材进行强化理解的习题册，而且因为篇幅短小精悍，可以理解成一本中医的"易学助考口袋书"。

学习完了"打仗"的基本知识，下面就该认识一下"麾下"的"士兵"了。中医治病的"士兵"是谁呢？当然就是中药啦。中药材大多数取自于草本植物，所以自古便把中药学称之为"本草学"。说到本草学的创始，就一定要提到中国现存最早药学专著《神农本草经》了。与《黄帝内经》相似，《神农本草经》也并不是神农所写，同样非一人一时之作品，托名神农，是为了纪念他尝百草为百姓寻找药物的巨大贡献。本书最主要的两大理论分别是"四气五味"的药性理论和药物"三品"分类法。"四气"指的是药物的寒、热、温、凉4种性质；"五味"指的是酸、苦、甘、辛、咸5种味道，这就好比不同的士兵有不同的特点，有的人力大无比、有的人脚力过人，掌握了他们的特点才可以更好利用他们，所以古人说："学医不识药，如将不识兵。"这体现了药学知识的重要性。所谓"三品"分类法，就是把药物分成上中下三品，上品药是没有毒性的，可以长期服用，中药中很多药食同源的药物均来自上品；下品药就是有毒性的药物，这些药物不能长久服用，应该做到"中病即止"（病好了就不再吃药）；中品药就是介于二者之间的药物了。分类之后，药物性能清晰而明确，仿佛把士兵编成了不同的兵种，面对需要补养的疾病，就从上品里面抽调人手，面对需要攻邪的疾病，就以下品药为班底上阵迎敌。

熟悉了麾下的士兵，下一步就该进入实战阶段了，手下纵有雄兵百万，也不能一股脑地全部派上前线，总要有个出击顺序和组合。这个组合该怎么样排列呢？张仲景的《伤寒杂病论》便是解决这个问题的秘籍了。《伤寒杂病论》后来被晋朝名医王叔和分成了《伤寒论》和《金匮要略》两部分。《伤寒论》介绍的外感病的治疗方法，这就相当于教给大家有外国侵略者入侵时我们应该怎样排兵布阵；《金匮要略》呢，介绍的就是一些内伤病的治法，与外感相对应，内伤病就相当于国内有人造反，这时候就需要不一样的对策了。根据不同

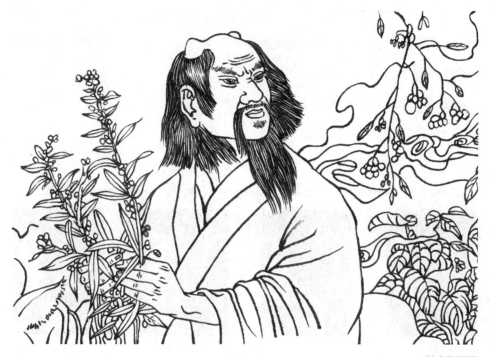

神农尝百草

神农尝百草

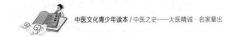

的病情运用不同的方药进行治疗，这就是"辨证论治"的思想，也是中医诊病效如桴鼓的原因所在。

先用《黄帝内经》学好基础理论，再用《难经》进行巩固加强，然后用《神农本草经》摸清士兵的特点，最后用《伤寒杂病论》学会排兵布阵。自古以来，一代代旷世名医都是依靠这四部经典学到了扎实的本领，然后在与疾病抗争的战场上取得了一个又一个辉煌的胜利。

名著成就了众多名医，这四部中医经典垂范千年、历久弥新，一直在为守护中华儿女的健康做着巨大的贡献！

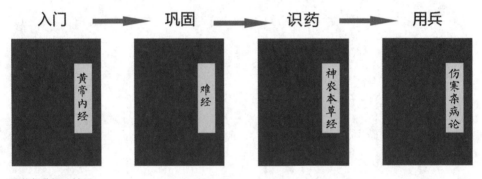

四部经典相互关系

岐黄之术

第三章／仁者爱人　以德立人

　　坚持中医药发展为了人民、中医药成果惠及人民，增进人民健康福祉，保证人民享有安全、有效、方便的中医药服务。

　　　　　　——《中医药发展战略规划纲要（2016—2030）》

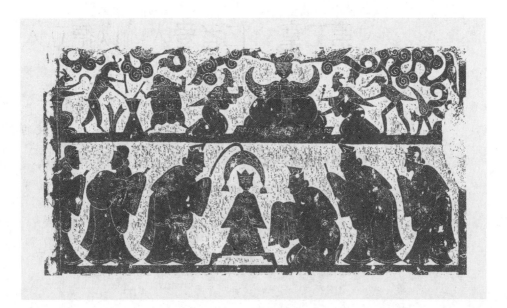

第一节 皇甫谧

年少蹉跎误功名 发愤图强著《针经》

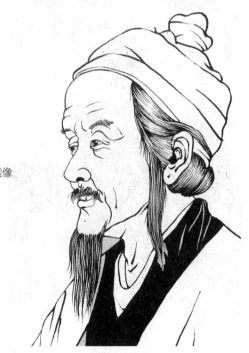

皇甫谧像

皇甫谧（mì）（215—282），幼名静，字士安，自号"玄晏先生"。安定郡朝那县（今甘肃省灵台县）人。西晋时期学者、医学家、史学家。著有《针灸甲乙经》，被称为"针灸鼻祖"。

导 入

　　同学们大家看下面的图，这就是习近平主席赠给世界卫生组织的礼物？这份礼物，是我国医学史上非常有名的针灸铜人模型。为什么模型的身上有那么多的线条和文字呢？原来，上面的线条代表了人体的经络，文字标明的是人体的穴位。是不是很有趣呢？让我们通过"针灸鼻祖"皇甫谧的故事来进入针灸的神奇殿堂吧。

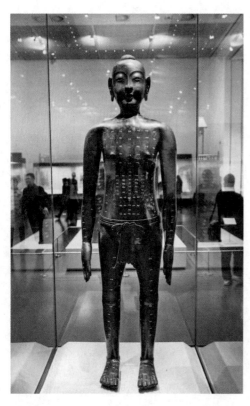

针灸铜人模型

名医学堂

皇甫谧小的时候，父母把他过继给了他的叔叔，他的叔叔和叔母没有孩子，所以把皇甫谧当成自己的亲生孩子疼爱，对他百依百顺。在"蜜罐"里面长大的皇甫谧一直过着无忧无虑的生活，所以到了17岁，一直是不学无术，每天只知道玩耍，从不读书。他的叔母看在眼里、急在心里，但是不管怎么苦口婆心地劝说，顽劣的皇甫谧就是不读书。

有一次，皇甫谧惹了祸，叔母一怒之下把他赶出了家门，想以此来让他警醒，但是皇甫谧丝毫没有领悟叔母的苦心，嬉皮笑脸地走出了家门，到下午回家时还给叔母偷回了一些果子。本以为这样就可以让叔母开心，谁知道叔母这次直接火冒三丈，把他带回来的果子全都扔了出去，她流着泪说："你都是20岁的人了，每天还这样吊儿郎当地混日子，如果你要是真心孝顺父母，就应该发奋读书，提高自己的修养，做一个对社会有用的人！"叔母这番话彻底唤醒了浑浑噩噩的少年皇甫谧，他眼含热泪，跪到了叔叔、叔母面前，说道："孩儿知错了，我从今开始一定发愤图强，不让二老失望。"

这件事情之后，皇甫谧就像变了一个人似的，再也不四处游逛了，每天天不亮就起床学习，直到深夜才睡觉。凭借着这股认真拼搏的精神，皇甫谧后来居上，成为了当时著名的文学家、史学家，弥补了自己年少蹉跎岁月没有考取功名的遗憾。

在皇甫谧功成名就之时，上天却给了他沉重的打击。常年的寒窗苦读让他积劳成疾，患上了严重的"痹证"（关节炎），周身疼痛、行动不便，后来又出现了耳聋的症状，疾病的折磨让他痛苦不堪。这一次，又是他的叔母鼓励了他，叔母说："男子汉大丈夫顶天立地，岂能被小小的疾病打倒？"叔母的话再次让皇甫谧的人生发生了转折，他深思熟虑后说："人禀受父母赐予的身体，如果不能掌握医学知识来调养自己的身体，那就白在世上走一遭了。"然后他便决定要学医，并治好自己的疾病。中国古代有句话叫作"秀才学医，笼中捉鸡"，意思是说读书人有着深厚的文化修养，再读起医学典籍来就更容易理解和领悟，就像在笼子里面捉鸡一样简单。所以皇甫谧的学习过程还是非常顺利的，并且治好了困扰自己多年的顽疾，在那个平均寿命不到60岁的年代，皇甫谧活到了70多岁。

皇甫谧通过学医治好了让自己痛苦不堪的疾病，深深地体会到了医学的重要作用。他又开始钻研针灸，在他生活的年代之前，并没有一本全面系统介绍针灸的书籍。关于针灸的论述，多散见于《素问》《灵枢》《明堂孔穴针灸治要》这3本书中，皇甫谧通读了这些书，发现里面有很多有价值的内容，但是由于这3本书年代久远、词句深奥，如果没有一定的文学功底，实在是难以阅读和学习。所以他就下决心，将这3本书中有价值的内容分门别类地整理了出来，帮助后世学医的人们快速系统掌握针灸的知识。经过多年的伏案创作，他最终编成了《针灸甲乙经》这部书，这是第一部针灸学专著，这部书的写成确立了针灸学的理论体系。

《黄帝内经》中虽记载人体穴位有365个，但是详细介绍的仅有100多个，皇甫谧在《针灸甲乙经》中明确记载了349个穴位的具体位置，并统一了穴位名称，说明了穴位主治，直到现在，针灸治疗时所取的穴位绝大部分仍按照皇甫谧书中的记述。他还规范了不同穴位的针刺、艾灸操作方法，说明了哪些情况是不可以进行针灸治疗的，这是对《黄帝内经》针灸理论在具体实践方面的一次完善。在他的书中，还论述了根据不同时间选取不同穴位以治疗疾病的"子午流注针法"，比西方的"时间医学"要先进很多。

当时，已有人对皇甫谧的贡献赞不绝口，他只是谦虚地说道："我不是天生就知道这些，也是因为老生病，而自己摸索成了医生。"皇甫谧看似轻描淡写的回答背后，有着我们难以想象的痛苦与努力。打开《针灸甲乙经》，阅读着书中的文字，我们仿佛又看到了，皇甫谧在一个个被病痛折磨不堪的难眠之夜，拿出银针在自己身上针刺，不断体验着那微妙针感的场景。《针灸甲乙经》不知道为后人扫清了多少学医路上的障碍。皇甫谧，既是针灸鼻祖，亦是大医楷模！

中医名著

《针灸甲乙经》（又称《黄帝甲乙经》《黄帝三部针经》或《黄帝针灸甲乙经》），是我国第一部针灸学专著，该书是集《素问》《灵枢》《明堂孔穴针灸治要》三书中之有关针灸学的内容分类合编而成，介绍了人体的349个穴位和800多种可以用针灸治疗的疾病，确立了针灸学的理论体系，从隋朝开始就成为了中医学教育的读本。

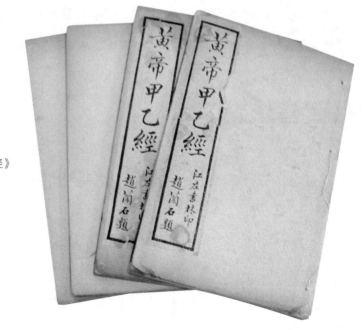

《黄帝甲乙经》

名医风尚

亲服寒食散 力戒害人药

西晋时期，有很多名人都喜欢服用一种叫作"寒食散"的保健品，这是一种由钟乳石、紫石英、白石英、硫黄、赤石脂五种矿石药物组成的散剂。有一位叫何晏的人认为服用这个会感觉到神清气爽、体力增强，结果好多人都效仿服用。皇甫谧在身体不好的时候也曾尝试过，但是吃完之后发现身体非但没有变好，之前的痹证还加重了。后来，他仔细研究了这个"寒食散"，发现里面用的这五种矿石药物性质都很燥烈，长期服用会引起慢性中毒反应。皇甫谧觉得这样不行，他一定要站出来阻止人们继续服用。他不断奔走呼告，提醒大家，还把对寒食散的研究写进了自己的医书里面，以警示后人不要误服。

名医典故

作序提携 洛阳纸贵

皇甫谧不仅是一位伟大的医学家，在文学上也有着相当高的造诣，著名的成语"洛阳纸贵"便与皇甫谧有着很密切的关系。

西晋时期，有一位叫左思的文学家，他游历了魏、蜀、吴三国的都城后，写出了一篇叫《三都赋》的文章，用华丽优美的辞藻介绍了这三座城市的风土人情与秀丽景色。文章刚写好的时候，由于他毫无名气，所以并没有人愿意看他的这篇文章，后来，他找到了当时有名的文学家皇甫谧。皇甫谧阅读了这篇文章后拍手叫绝、连连称赞，欣然提笔写了序言。

有了皇甫谧的提携，左思的文章很快就在洛阳城中流传了起来，城中的人们纷纷买纸传抄《三都赋》，导致洛阳城中的纸的价格都水涨船高了，这就是"洛阳纸贵"的来历。

名医名言

夫受先人之体，有八尺之躯，而不知医事，此所谓游魂耳。

——皇甫谧

古为今用

1. 同学们生病的时候，如果觉得喝中药味道苦，可以尝试一下针灸的神奇魔力。

2. 针灸包含了针刺与艾灸两种技术。针刺就是用毫针刺入人体的穴位治疗疾病；而艾灸呢，是用艾条在人身上进行熏灼，通过局部温度的升高达到治疗或者保健的目的。针刺需要专业人士才能操作，但是艾灸操作起来比较简单，同学们进行简单的学习后，就可以为家人养生保健了。

艾灸操作要领：

1. 点燃艾条。

2. 在疼痛或受凉部位之上2—3厘米处进行熏烤。

3. 以局部皮肤有温热感而无灼痛感为宜，熏烤5—7分钟，以皮肤微微发红为度。

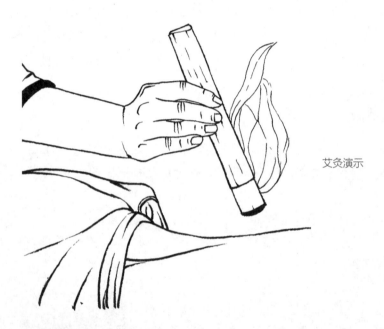

艾灸演示

久病成医

第二节　葛洪、鲍姑

修道习医仙侣伴　简便廉验《肘后方》

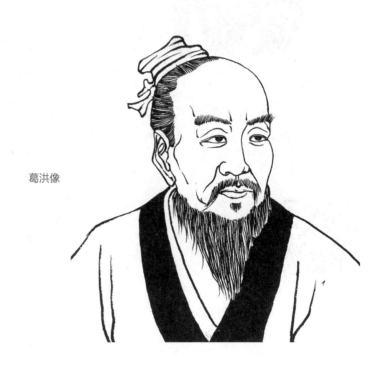

葛洪像

　　葛洪（284—364），东晋道教学者、医药学家。字稚川，自号"抱朴子"，晋丹阳郡句容（今江苏省句容市）人。著有《肘后备急方》。

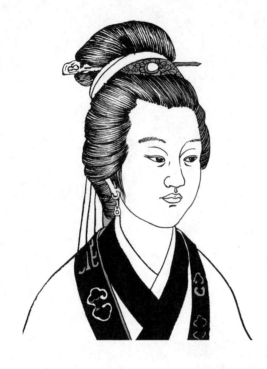

鲍姑像

鲍姑（约309—363），名潜光，葛洪的夫人，是中国古代四位女名医之一。她精通灸法，是我国医学史上第一位女灸学家。

治病救人

导　入

　　同学们听说过屠呦呦吗？她是第一位获得诺贝尔科学类奖项的中国本土科学家，她提取出的青蒿素挽救了很多疟疾患者的生命，是一位令人敬佩的医学科学家，那么同学们知道吗，屠呦呦提取青蒿素的灵感竟然是来自一部一千多年前的医家所编著的医书。

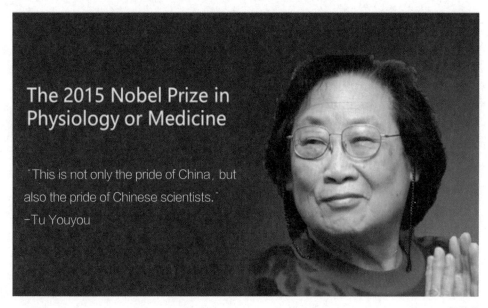

The 2015 Nobel Prize in Physiology or Medicine

"This is not only the pride of China，but also the pride of Chinese scientists."
-Tu Youyou

屠呦呦

名医学堂

　　葛洪是晋代著名的医药学家、道教代表人物。葛洪说过："古之初为道者，莫不兼修医术，以救近祸焉。"意思就是说修道者应该同时兼修医术，否则当自己生病的时候就没法进行治疗了，不仅不能达到修道所追求的"长生不老"，甚至自身性命都难以保全。所以，他们夫妻二人潜心钻研医术，最后都成了当时很有成就的医生。由于葛洪在道教与医学上的双重贡献，人们把葛洪称之为"道医鼻祖"。

　　葛洪的代表著作是《肘后备急方》，该书最大的特点在于对传染病的认识达到了很高的水平，书中论述了很多传染病的预防与治疗的方法。疟疾是一种古老的疾病，困扰了人们上千年，其症状是一会儿冷得像掉进了冰窟窿，一会儿热得又像进了蒸包子的笼屉，忽冷忽热让人们感到非常不舒服。葛洪在书里详细地论述了疟疾的分类还有常用药物，最值得一提的是他应用青蒿抗疟的记载："青蒿一握，以水二升渍，绞取汁，尽服之。"葛洪的这一记载启发了中国中医科学院的研究员屠呦呦，她根据葛洪的方法，经过了几十年的实验，成功从青蒿中提取了治疗疟疾的有效药物青蒿素，挽救了数百万人的生命，被授予了"2015年诺贝尔生理学或医学奖"。这是中医药成果服务于世界人民健康的生动事例，也说明了葛洪在传染病防治中的重大贡献。

　　鲍姑是我国古代著名的四大女名医之一，跟她的丈夫葛洪一样，同时兼修道学与医学，在灸法上有着很高的成就。

　　所谓灸法，就是将艾草捏成柱状或者碾成长条形，然后点燃，利用艾叶温煦气血、透达经络的特性与点燃后的热气对人体的病变部位进行熏灼，以达到治病强身的目的。在《肘后备急方》这本书中，涉及灸法的论述有90多条，详细记录了灸法的作用、效果、操作方法还有注意事项等。这些全是鲍姑行医多年的学术思想的总结，具有很高的实用价值。

　　鲍姑最擅长的就是用灸法治疗面部的赘疣（疙瘩）。有一天，鲍姑在行医采药归家途中，见到一位年轻姑娘坐在河边上用河水照自己的面容，边照边流泪。鲍姑上前一看，见她脸上长了许多黑褐色的疙瘩，十分难看。乡亲们因此都不喜欢她，所以她十分伤心。

　　鲍姑问明缘由，即从药囊中取出产自于广州越秀山脚下的红脚艾，搓成艾绒，用火点燃，轻轻地在姑娘脸上熏灼。不久，姑娘脸上的疙瘩全部脱落，看不到一点疤痕，恢复了少女的美貌。她对鲍姑千恩万谢，然后欢欢喜喜地走了。

　　鲍姑作为那个时代的妇女，能够摒弃古代传统对女子的束缚，不辞辛苦、跋山涉水、行医采药，用平生所学为百姓解除病痛，实在是让我们感到敬佩。她与葛洪在医术上各有专长而又相得益彰，一起为黎民百姓造福，成就了中国医学史上的一段佳话。

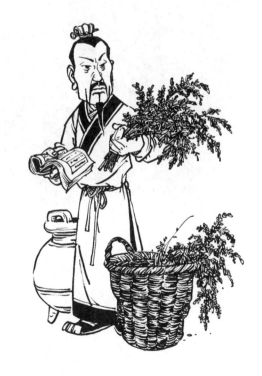

葛洪拿青蒿绞汁

中医名著

　　《肘后备急方》（简称《肘后备急》），是中医急诊技术的萌芽之作。在古代，人们喜欢在身上背一个包袱，这本书之所以叫作"肘后方"，就是说人们在需要救急的时候，直接可以从胳膊肘后面的包袱里掏出这本书应急用。《肘后备急方》的突出特色之一就是记述了各种急性病症或某些慢性病急性发作的治疗方法。在人们的普遍印象当中，中医总是起效很慢，但其实不是这样的，在古代中国便有了一套完整的急救技术。以后，如果再有人说中医是"慢郎中"，同学们就可以为他们介绍《肘后备急方》在急诊方面的成就啦。

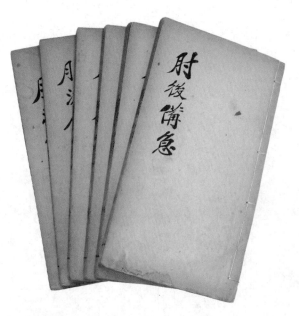

《肘后备急》

名医风尚

"简、便、廉、验"的倡导者

我们经常在新闻中看到有人患病后找到某知名老中医，结果老中医只开了几种简单而便宜的药物，患者便恢复了健康，人们纷纷赞叹中药的神奇。中医药能有这样的特点，与葛洪有着很密切的关系。

葛洪之前的医家编写的著作，大多篇幅较大，而且里面有很多专业的医学理论，除了医生以外，一般的老百姓很难看懂，更不要说运用了。葛洪认为，医学最突出的特性是实用性，应该让更多的老百姓学会使用，并且为他们提供一些价格便宜且效果良好的中草药。为此，他下了很大功夫，在民间搜集了许多简单好用的小方子，都收录到了他的著作《肘后备急方》里面。这些方子具有"简、便、廉、验"的特点，即组方简单、药物易得、价格便宜、效果明显，这成为了葛洪著作的突出特色，后来也慢慢地变成了中医药治疗疾病的突出特色。

名医典故

"狂犬疫苗"的创始人

狗是人类亲近的好朋友，它们不但忠诚老实而且非常可爱，但是呢，有时候在跟它们玩耍的时候，人们会被咬伤。家里养过小狗的同学应该都知道，被狗咬伤后应该及时去卫生防疫部门打狂犬疫苗。葛洪是我国免疫学的先驱，也可说是"狂犬疫苗"的创始人。

葛洪在书中是这样描述的：人被狗咬伤了之后非常痛苦，只要听见一点声音，就会抽搐痉挛，甚至听到倒水的响声也会抽搐，所以有人把狂犬病又叫作"恐水病"。

葛洪想到古代有"以毒攻毒"的办法，他想，疯狗咬人，一定是狗嘴里有毒物，使人中了毒。于是，他将疯狗的脑髓敷在被咬的人的伤口上。果然有的人没有再发病，有人虽然发了病，症状也比较轻。这与现代的狂犬疫苗有着异曲同工之处。

名医名言

1. 冬不欲极温，夏不欲穷凉。

2. 不欲极饥而食，食不过饱，不欲极渴而饮，饮不过多。

——葛　洪

古为今用

1. 请同学们上网查一下近年来都有哪些中医药成果为人们的健康做出了贡献。

2. 解酒小妙方：

葛根汤（源自《肘后备急方》）：取葛根15克泡水服用。

第三节 孙思邈

大慈恻隐救含灵 安神定志度苍生

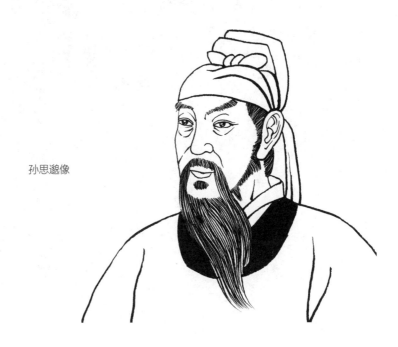

孙思邈像

孙思邈（581—682），京兆华原（今陕西省铜川市）人，唐代著名医药学家，被后人尊称为"药王"。

　　同学们去过中医诊所或者中医医院吗？墙壁上经常会出现像图中一样的四个大字——大医精诚，这四个字是什么意思呢？又是谁首先提出来的呢？

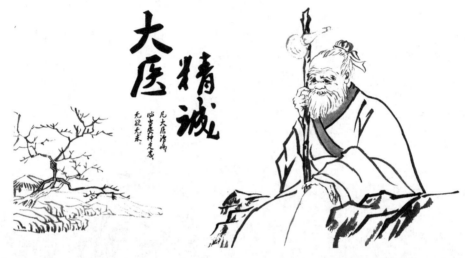

大医精诚

名医学堂

孙思邈是唐朝著名的医药学家，他提出医学是"至精至微"之学，号召医生们学医、行医时应当树立勤奋的求学态度，这样既可以提高自己的临床水平，也是对病人负责。那么，"至精至微"之学应当如何去学习呢？孙思邈认为应该"博极医源、精勤不倦"，这就是要求医生们应该广泛深入探究医学原理，还要勤奋而不懈怠。正是凭借着这种学习态度，孙思邈广泛收集内、外、妇、儿、针灸、按摩、营养等各科的医学理论，并且结合自己多年的临床经验，最后写成了《备急千金要方》（简称《千金要方》）这部书，这是中国历史上第一部医学临床百科全书，开创了医学百科的先河。这部书中记载了五千多种民间医方，同时列举了八百多种中药材，不仅描述了药物的作用，还详细说明了采集的时间以及炮制的方法。后来，在《千金要方》写成后，孙思邈又完成了《千金翼方》，对《千金要方》进行了内容上的增补，使其更加完善，这两部鸿篇巨制被后世称为《千金方》。为纪念孙思邈在本草学中的巨大成就，后世把他尊称为"药王"。

除了对医疗理论与医疗技术的阐释，《千金要方》中还有一篇非常著名的文章，那就是《大医精诚》。自古以来，在中医学几千年的传承中，都将医术教育与医德教育并重，孙思邈则将医德的描述具体化。在《大医精诚》这篇文章里面，孙思邈对医生的医德提出了具体的要求。所谓"大医"，指的是有很高成就的医生，"精"指的是精湛的医术，"诚"指的是高尚的品德修养。自孙思邈以后，人们便把"精"与"诚"当作了成为一名"大医"的基本素质。

在《大医精诚》中，孙思邈提出："若有疾厄来求救者，不得问其贵贱贫富，长幼妍媸，怨亲善友，华夷愚智，普同一等，皆如至亲之想。"这句话的意思是说：作为一名医生，当有人来求医的时候，不能看这个人是有钱还是没钱，年龄是大还是小，是跟自己有矛盾的人还是自己的亲朋好友，是中国人还是外国人，是聪明还是不聪明，都应该一视同仁，把病人当作自己最亲的亲人，理解他们的痛苦，尽心尽力为他们进行治疗，让他们早日摆脱疾病带来的痛苦。同时还要求医生在治病时不能"瞻前顾后"，顾忌自己的得失，应该全力去为病人考虑，也不能因为"昼夜寒暑、饥渴疲劳"而拒绝出诊，只有做到这些，才可以成为一名令人敬仰的以挽救苍生性命为己任的大医。

孙思邈除了对医生在诊治病人时的医德提出了要求，对于医生在行业内与其他医生的相处也提出了相应的医德要求。在当时，医生们经常通过贬低其他医生来显示自己的水平高、疗效好，这种风气使得医生们缺乏交流与沟通，不能将自己的临床经验用于治疗更多的百姓。孙思邈对这种风气非常厌恶，在《大医精诚》中说道："夫为医之法，不得多语调笑，谈谑喧哗，道说是非，议论人物，炫耀声名，訾（zī）毁诸医。"这句话专门告诫医生们平时应当注意自己的仪态，不能高声喧哗，也不能当着病人的面娱乐，更不能议论其他医生，炫耀自己的水平与名气。訾毁别的医生，这是作为医者的大忌。

孙思邈的《大医精诚》对医德进行了详细的叙述，也对医生提出了严格的要求，对后世人文医学、医学伦理学等学科产生了非常深远的影响，极大促进了人文医学与社会文明的进步。现在，大家提到"医德""医乃仁术"时，就会自然而然地想到孙思邈。"精"和"诚"已成为每一位医生追求的最高目标。在中医诊所或者医院的墙壁上，医生们也总会写上"大医精诚"这四个遒劲有力的大字来勉励自己。

中医名著

　　《千金方》是孙思邈的代表作品，包括《千金要方》与《千金翼方》两部书。孙思邈认为人的生命是像千金一样宝贵，用"千金"命名自己的著作，这体现了他对患者负责的高尚医德医风。《千金要方》汇集了内、外、妇、儿、针灸、按摩等临床各科的疗法，堪称我国第一部医学百科全书，《千金翼方》对《千金要方》的内容进行了补充。

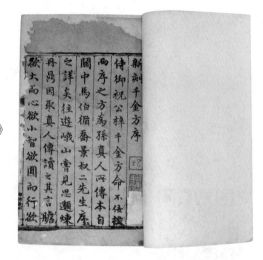

《千金要方》

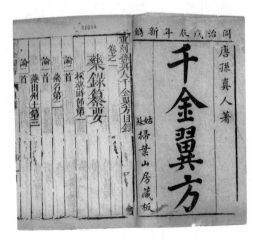

《千金翼方》

名医风尚

德不近佛不可为医　才不近仙不可为医

　　"德不近佛不可为医，才不近仙不可为医"这句话是我国著名外科专家裘法祖院士对自己的勉励，意思是，要成为一名合格的医生，必须要有像佛祖一样的慈悲心和像神仙一样的才能。这句话用来形容像孙思邈等这类"大医"再合适不过了。

　　除了高尚的医德，孙思邈在医学上也有许多独到的见解。他提倡饮食疗法，即用食物增强体质、促进健康，还强调喝中药与针灸、按摩配合起来综合治疗。他所倡导的道家养生术在《千金要方》中也占据了大量篇幅。这些医学理论直到现在仍然被广泛运用，食疗成为了现代人养生的一大法宝。

悬壶济世

药王救虎

相传，有一次"药王"孙思邈进山采药，被一只老虎挡住了去路。孙思邈十分害怕，奇怪的是，这只老虎并没有向他扑去，只是趴在地上张开大口，眼里露出哀求的神色。孙思邈感到十分奇怪，便走上前去细细观察，只见老虎喉咙口被一根很大很长的兽骨卡住了，所以老虎才会拦住孙思邈哀求他为自己"治病"。孙思邈想为老虎掏出兽骨，却又怕老虎咬断他的手臂。忽然他想起药担子上有只铜圈，就取来放进虎口撑住上下颚，叫老虎衔着，自己伸手从铜圈中取出兽骨，并为老虎的伤处敷上药物，然后再取出铜圈。取出了那根骨头后，老虎变得舒服了很多，连连摇尾点头，似乎在向孙思邈表示感谢。

这是一个传说故事，但是也从侧面反映了孙思邈作为医生的高尚品德。据说从此以后，外出行医的医生们纷纷将铜圈改成手摇的响器，一来作为行医的标志，表示自己是能为老虎治病的"药王"的传人；二来是因为孙思邈用这只铜圈救了老虎而没被吃掉，医生们便把它作为自己行医时的护身符了。

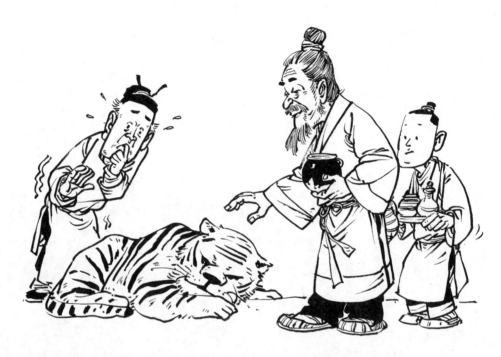

孙思邈医虎

名医名言

1. 人命至重，有贵千金。

2. 博极医源，精勤不倦。

3. 凡大医治病，必当安神定志，无欲无求。先发大慈恻隐之心，誓愿普救含灵之苦。

—— 孙思邈

古为今用

1. 把孙思邈的故事讲给爸爸妈妈听，然后也像他一样在生活学习中严格要求自己，做一个德才兼备、品学兼优的好学生吧。

2. 孙思邈提倡用食物辅助治疗，在《千金要方》中专门设立了"食治"这一章，还曾经说过能用食物治好疾病的医生，可以称为"良工"（高水平的医生）。同学们每天都与食物打交道，想不想跟孙思邈学两招呢？

夜盲症（晚上看不清东西）：适当吃些动物肝脏。

怕冷，手脚发凉：多吃点羊肉、生姜、韭菜。

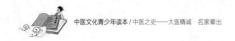
第四节　医海拾贝

儒道佛三家共烹"大蛋糕"

　　说起大蛋糕，同学们是不是就想起了自己过生日时与家人分享的美味巧克力大蛋糕了呢？柔软的口感、甜蜜的味道是不是已经让同学们垂涎欲滴了呢？我们这里说的"大蛋糕"，不是过生日时候吃的大蛋糕，而是说的中医。同学们会问了，中医为什么成了大蛋糕呢？事情是这样的，经过了两汉至三国时期诸位医家的努力，随着以"四部经典"为代表的诸多医学著作相继问世，医学从为王公贵族服务，渐渐地进入了寻常百姓家中。到了西晋至五代时期，越来越多的人开始接触并学习医学。这时候，"儒学独尊"的地位已经有所下降，佛、道两家开始有了与儒家并驾齐驱的势头。为了更好地宣传自己，三家都开始把注意力转移到了医学上面，希望把自己所秉承的理念注入医学之中，让医学为自己所用。所以，此时的医学就变成了一个散发着诱人香气的大蛋糕，儒家、道家、佛家三家"八仙过海、各显神通"，都绞尽脑汁把这个大蛋糕揽入自己怀中，通过医学体现自己的思想与主张。

　　看到这里，同学们可能就自行脑补了他们三家打成一团争夺蛋糕的情景其实恰恰相反，三家不但没有打得不可开交，反而还实现了融合，均用各自的思想把医学这个大蛋糕做得更加好吃。这究竟是为什么呢？看完下面几段故事或

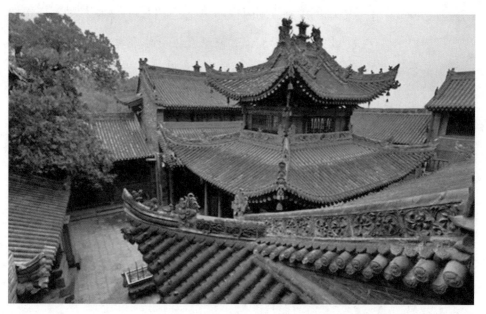

陕西铜川药王山上的药王庙

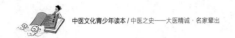

许你就可以找到答案了。

儒家对于医学的影响主要体现在"儒化医德"的形成。儒家思想的核心在于"仁","仁"代表着仁义、仁德等高尚品质。汉代末年，张仲景在《伤寒杂病论》的序言中指出，医学的目的就是"上以疗君亲之疾，下以救贫贱之厄，中以保全长身，以养其生"。这说明儒家思想已经开始对医学产生了影响。唐代名医孙思邈在其著作《备急千金要方》的序言中提出了"大医精诚"的说法，既要求医生要尊重病人，同时也应该礼遇同行。"大医精诚"思想的提出标志着"儒化医德"的正式形成，儒家思想融入到了医学领域，医学也由一门单纯的技术上升到需要德才兼具者才可以做好的一项仁德之术，妙手回春之法也被越来越多的人所敬仰。"儒化医德"的形成仿佛让医学这个大蛋糕变得更加飘香四溢，让人心向往之。

道教是中国土生土长的宗教，《西游记》中把天宫闹了个底儿朝天的孙悟空被太上老君关进了炼丹炉，炼丹炉就是道教典型的代表器物之一。为什么要炼丹呢？是因为信奉道教的人都想长生不老，所以要炼出仙丹服用以延年益寿。除了炼丹，道士还通过行气、吐纳、导引等养生手段来强健自己的体魄。医者救人性命、道者养生防病，如此一来，道与医便有了相通之处，葛洪、孙思邈等人都是医与道兼修的典型人物，被称为"道医"。道教对中医的影响主要表现在各种养生术的发明创造上，这极大丰富了中医"治未病"的思想内涵，就好比给这个"大蛋糕"加入了更多等营养元素，让它变得更加有营养一样。

山中宰相

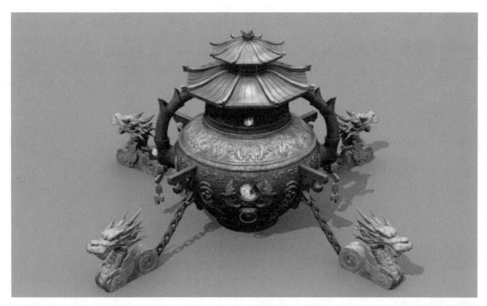

炼丹炉

　　佛教源自古印度，属于典型的"舶来品"。既然是外来的，自然会带来很多我国没有的技术和药物。说起佛家对医学著名的影响，就不得不提"金针拨障术"了。这"障"指的就是现在老年人的常见病——白内障。如果想根治的话就需要做手术，古印度的医生擅长用金针进行手术，往往能取得很好的效果。唐代的刘禹锡曾经接受过这种手术，在眼睛重见光明之时欣然提笔为"金针拨障术"作词赋诗。除了技术，古印度医学还为中医带来了木香、丁香、乳香、龙脑香等以香料入药的药物，丰富了中医的药物选择与使用。与佛教的往来交流为中医注入了新的技术与药物，就好比带来了烤箱与芝士黄油，这改进了蛋糕的烘焙技术，同时又加入了更加香甜可口的配料。

　　儒、道、佛三家都通过自己的努力对中医学产生了深远的影响，共同烹饪着中医这个"大蛋糕"。那么，是谁把它们结合到了一起呢？这个人就是"药王"孙思邈。孙思邈既是儒生，提出了"大医精诚"的思想，又是道医，他的养生理论在《千金要方》《千金翼方》中均有大量体现。同时，他还借鉴了佛家的药物理论与"慈悲思想"，主张不要杀生，在他的医书中很少使用动物类药材。孙思邈的学术思想把儒、道、佛三家有机结合在了一起，共同守护百姓健康。

现在，同学们应该知道了，为什么儒、道、佛三家并没有因为理念不同而打得不可开交，反而还能和平共处了吧？这是因为他们虽然具体想法、措施不同，但是他们的实质都是一样的，那就是修己度人、以人为本、以德为要，这也是中华文化包容精神的具体体现，正是由于这种精神的存在，儒、道、佛三家得以殊途同归，才让中医学这个"蛋糕"能够越做越大，使越来越多的人共享到传统文化的"美味"与"营养"！

金针拔障术与唐诗

第四章 / 革故鼎新　与时俱进

发展中医药事业应当遵循中医药发展规律，坚持继承和创新相结合，保持和发挥中医药特色和优势。

——《中华人民共和国中医药法》

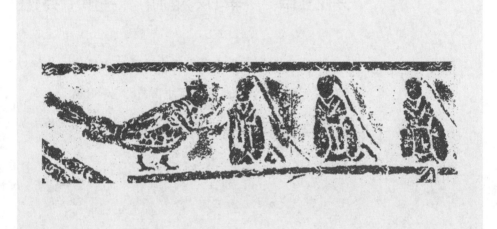

第一节 钱 乙

少年立志精幼科 化古创新疗疾苦

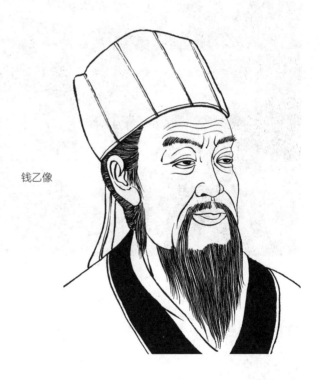

钱乙像

钱乙（1032—1117），字仲阳，东平人，宋代著名的儿科医生，著有现存最早的儿科学专著《小儿药证直诀》。

导　入

　　当同学们看到桌子上的玩具的时候，会不会觉得自己来到了儿童乐园呢？其实这是一家医院的儿科，设计成这样是为了让同学们在看病的时候不会感到紧张和害怕。那同学们知道中国历史上最有成就的儿科医生是谁吗？让我们来了解一下他对中医儿科学发展做出的巨大贡献吧。

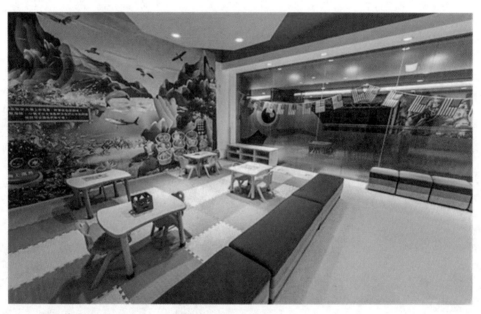

儿科医院

灵丹妙药

☯ 名医学堂

钱乙生活在距今900多年的宋朝，身世非常悲惨。钱乙的妈妈在他出生后没多久就去世了，3岁时，他的爸爸又离家去四处云游求仙问道，这样一来，可怜的小钱乙就变成了"孤儿"，由姑姑、姑父抚养。

钱乙在姑父家慢慢地长大，平时除了上学，他也会跟着作为乡村医生的姑父四处为人诊病。幼时失去父母给钱乙的心灵造成了极大的创伤，少年时期的钱乙每每看到患病的孩子痛苦地啼哭、喊叫时，他往往都会感同身受，仿佛生病的人就是自己。看着小患者们在父母怀中痛苦哀号甚至被死神无情地夺走生命，钱乙感受到了一种从未有过的、刻骨铭心的痛楚，他突然觉得他需要做点儿什么了，为了天下无数患病的孩子们，也为了他们的父母。

回到家，钱乙便把自己想当儿科大夫的想法告诉了姑父，姑父对钱乙说："儿科病自古以来就非常难以治疗，因为小孩子很难说清楚自己的症状。而且，小孩子得病时哭闹得厉害，也难以诊脉，他们的脏腑器官又非常娇嫩，用药时稍有不慎就会酿成大祸，你想好了吗？"钱乙坚定地说："我想好了，即使再难，我也要努力为患病的孩子们做点儿力所能及的事情。"姑父被钱乙的决心所打动，拿出了一本介绍儿科疾病治疗的书籍《颅囟经》，让钱乙苦读，同时开始把自己在医学方面的毕生经验一点点悉数传授给了他。凭借着悬壶济世的情怀与刻苦钻研的精神，钱乙发明了一套独特的儿科诊断治疗方法，针对小孩子无法描述病症和不配合治疗的特点，他练就了一套通过望诊（即观察患儿的眼睛、鼻子、肛门等部位的变化）和闻诊（听患儿的啼哭声）来诊断孩子病情的本领，并把这些内容汇集成了一本书，叫作《小儿药证直诀》。该书详细论述了小儿的体质特点与儿科疾病的诊断方法，并且对已有的一些古代医方进行了化裁创新，研制了很多适合小儿疾病的新方剂，其中像六味地黄丸直到现在仍是临床常用的方剂，有非常好的效果。

钱乙因医术高超在十里八乡名气越来越大，后来被宋朝皇帝请去为皇子诊病，然后让他做了"太医丞"（相当于太医院的副院长）。钱乙一生都践行着自己的诺言，尽心尽力为患病的孩子们治疗疾病、减轻痛苦，得到了人们的尊敬与爱戴。

中医名著

《钱氏小儿直诀》（又称《小儿药证直诀》），是宋朝名医钱乙多年儿科临床经验的总结与集成，是现存最早的儿科学专著。它的出现，标志着中医儿科开始成为独立分科。书中很多著名的论述直到现在还被儿科医生奉为圭臬，比如望诊，特别是对面部的望诊极具创造性。钱乙将面部与五脏联系起来，他认为左脸代表"肝"，右脸代表"肺"，额头代表"心"，鼻子代表"脾"，下巴代表"肾"，通过看脸就可以知道身体哪个地方出了问题，是不是很神奇呢？

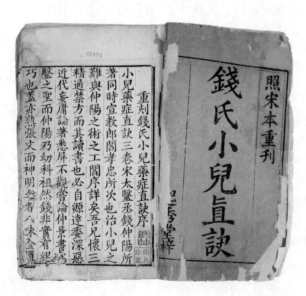

《钱氏小儿直诀》

名医风尚

人生百善　孝道为先

　　钱乙除了在儿科学方面的造诣让他名垂青史以外，他的孝行也被人们称道。钱乙从3岁开始便跟随姑姑、姑父生活，他一直以为自己的父母都去世了，姑父直到去世前才告诉他，他的父亲没有去世，而是去海上寻找成仙秘籍了。钱乙听到这一消息激动地哭了起来，对姑父说："姑父，是您把我抚养成人，还教给我医学知识，我已经把您当成我的父亲来孝敬。至于我的亲生父亲，虽然他在我小时候就离开了我，但是我作为儿子不能不尽赡养的义务，我要把他找回来。"

　　凭着这份孝心，钱乙义无反顾地踏上了漫漫寻父之路，经过五六次往返，数十年的坚持，终于找到了父亲，并接他回家安度晚年。

　　他父亲出走，本来是为了成为快乐的神仙，后来才发现，真正的快乐其实是孝顺的儿子钱乙为自己带来的，天伦之乐比做神仙还快活。自古以来，真正的大医都是孝亲敬老的模范人物，只有德才兼备的人，才能在医学事业上取得真正为人称道的成就。

名医典故

帮助别人就是帮助自己

　　在钱乙的行医生涯中，绝大多数时候都是他在帮助别人，但是有一次他的病人却帮了他，这是怎么回事呢？

　　有一位叫阎季忠的小孩，在五六岁的时候得了很重的病，当时很多医生都无能为力了。正当家属几近绝望之时，钱乙妙手回春将其病治好了。长大后的阎季忠觉得钱乙治病救人非常高尚，便把钱乙经常用的药方、治疗方法和钱乙给他讲过的理论全部记录下来，然后进行整理出版，这也是我们现在所能看到钱乙著作的唯一版本。钱乙挽救了孩子的生命，而这个孩子将钱乙的学术思想继承延续了下来，造福了更多后世之人，也使钱乙得以流芳百世。

名医名言

1. 小儿脏腑柔弱，易虚易实，易寒易热。
2. 明相治国，名医活人，人贵于人有济耳。

——钱　乙

古为今用

1. 同学们，学了这一节，可以问问你身边的朋友或家人，听说过钱乙的故事吗。如果他不知道，可以讲给他听。

2. "百善孝为先"，大家是不是应该学习钱乙孝顺父亲还有姑姑、姑父的做法，来孝顺自己的爸爸妈妈呢？快想想怎样为爸爸妈妈尽一份孝心吧。

第二节　李 杲

母病求医不得治　精研医学弥过失

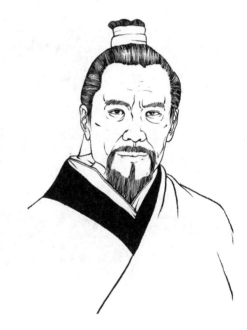

李杲像

　　李杲（gǎo）（1180—1251），字明之，真定（今河北省正定县）人，晚年自号"东垣老人"。他是中国医学史上"金元四大家"之一，是中医"脾胃学说"的创始人。他十分强调脾胃在人体中的重要作用，因为在五行当中，脾胃属土，因此李杲的学说也被称作"补土派"。

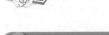

导 入

同学们从小到大是不是都有过不愿意吃饭的时候呢？当你们不愿意吃饭或者吃得很少的时候，你们的爸爸妈妈、爷爷奶奶一定非常着急吧。其实，大多数时候孩子不喜欢吃饭不是因为饭不好吃，而是因为孩子的脾胃功能发育不全。中国古代有位大医，就是专门研究如何治疗脾胃疾病、改善脾胃功能的，他就是宋金时期的李杲。

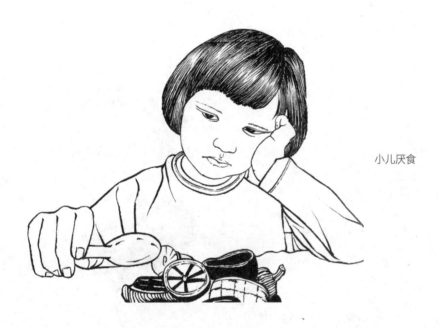

小儿厌食

名医学堂

李杲的家乡在金国范围内。他出生在一个富裕的地主家庭。虽然家庭富裕、衣食无忧，但是李杲并没有花天酒地、四处游玩，他最大的爱好就是学习，而且品行非常端正。

李杲就这样无忧无虑地长大，到了成人的年龄，他的母亲王氏突然病倒了，而且病得特别重。李杲白天出去为母亲求医，晚上则侍奉在母亲的病床边上。但是医生来了一拨又一拨，竟然没有一个人能说出王氏到底得了什么病，就更不用说给她治好了。没过几个月时间，李杲的母亲就离开了人世。母亲的离世让李杲痛苦万分，他不停地问自己："自己的亲人生病了，就只能这么袖手旁观吗？这是孝顺吗？如果连自己的亲人都保全不了，还有何颜面活在世上呢？"李杲擦干眼泪，做出了一个郑重的决定：学医！

决定之后就马上开始行动，李杲拜当时的名医张元素为师，开始了为期四年的艰苦学医历程。学成后，李杲并没有马上当一名医生，而是听从他父亲的安排先做了一个小官吏，准备等待时机成熟再做医生。

李杲生活的时代是个乱世，各方势力你方战罢我登场，再加上粮食减产闹饥荒，老百姓流离失所，连饭都吃不饱。这样的情况持续了很久，很多灾民开始生病了。本想再积累几年经验的李杲看到了百姓们的惨状，决定开始自己的行医生涯，为生病的百姓治疗。吃了李杲的药之后，很多患病的灾民慢慢地好转起来。李杲是因为对母亲、对家人的爱走上了学医的道路，而他真正开始医学实践却是缘起一场吞噬了无数人生命的疫病。此时，他对家人的小爱已经转化为了普度众生的大爱，他自己也逐渐由一名刚刚完成学业的医学新手成长为一名医术精湛的大医。

在长期的治疗过程中，有的病人痊愈了，有的却没治好。慢慢地，李杲开始把自己诊治过的病人情况进行分析总结，发现了里面的奥秘，提出了

"脾胃学说"，即人们由于颠沛流离吃不饱饭，导致了脾胃功能的损伤，然后出现了一系列不舒服的症状，只要从脾胃进行调理，慢慢就会好起来。后来，李杲把自己的学术思想写进了《内外伤辨惑论》《脾胃论》等书中，开创了"补土派"。

中医名著

在《内外伤辨惑论》中，李杲主要提出了"内伤致病学说"。他认为，有些病是由于受了大风、大寒或者酷暑后而得病，这些属于"外感病"；有些病是由于自身脏腑出现问题而得病，这些属于"内伤病"。

《脾胃论》是在《内外伤辨惑论》的基础上进一步阐述了"人以脾胃为本"的思想，即只有饮食进入脾胃并且得到了消化，然后变成了人体所需的营养物质，才可以维持人们的正常生活。

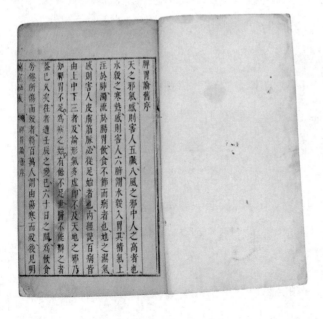

《脾胃论》

名医风尚

赠金传业　百世流芳

经历了一生的颠沛流离，当李杲已经变成一位62岁的老人时，他终于回到了阔别多年的家乡。回乡后，李杲着手做了三件事情：第一件是继续出诊看病；第二件是将自己多年的临床经验与医学体会整理成书；第三件是选拔一位品学兼优的徒弟来继承自己的毕生所学。

有一天，朋友把一位叫罗天益的人带到了李杲的诊所，罗天益想跟李杲学习医术，李杲就问他："你来我这里学习是为了当医生挣钱呢，还是想传播医道呢？"罗天益思考片刻，说："老师，我已经结婚生子，养家糊口是我的责任。但是，我学医不只是为了这些，我更是想传播您的医学思想，让更多的百姓身体健康、家庭幸福。"李杲听到罗天益的回答后非常满意，当即决定收罗天益为徒，同时考虑到罗天益家庭贫困，便让罗天益住在自己家中，还给他一些钱补贴家用，希望他可以安心学习，不要被家中琐事打扰。罗天益不负所望，刻苦努力，学到了老师李杲医术的精髓，也成了一位颇有名望的大医。

李杲根据德行选拔徒弟并资助其学习，最终，师徒二人均在中国医学史上流芳百世。

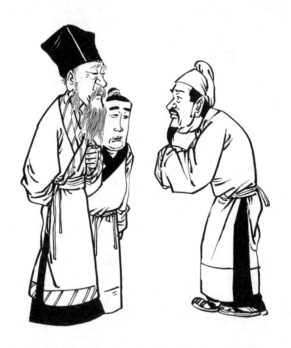

罗天益拜见李杲

名医典故

不为良相　便为良医

在李杲《内外伤辨惑论》的自序中，短短几百字的序言，他提到了两位老师，一位是他的医学师傅张元素，另一位则是教导他"济人利物"的范尊师。这位范尊师是谁呢？原来他是范仲淹的后人，与李杲是很好的朋友，经常给他讲学，让李杲受益匪浅。在范尊师的讲学中，时常提到其先人范仲淹。范仲淹不但是位大诗人，还在朝廷中身居高位，他清正廉洁，常常把自己的官俸拿出来接济家乡的人们生活、读书。

范仲淹在年轻的时候，曾经说过一句著名的话："不为良相，便为良医。"这句话激励着许多考试落第或者身体不好的年轻人走向了学医的道路。

名医名言

看方犹看律，意在精详；用药如用兵，机毋轻发。

——李 杲

古为今用

1. 范仲淹的一句"不为良相，便为良医"成为了许多读书人的座右铭，同学们也找一句能够激励你的话，作为你的座右铭吧。

2. 在李杲所处的时代，人们因为吃不饱饭导致生病，所以同学们以后吃饭时一定不能挑食，要吃得饱饱的，这样脾胃功能才好，才不会生病。

第三节　宋　慈

事必躬亲断冤案　推敲取证真相白

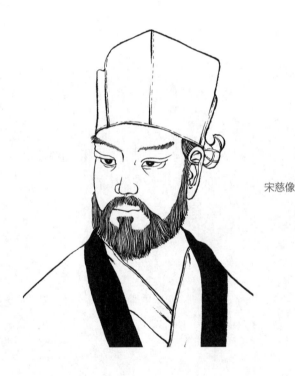

宋慈像

　　宋慈（1186—1249），字惠父，建阳（今福建省南平市）人，南宋著名法医学家。中外法医界普遍认为，宋慈于公元1235年开创了"法医鉴定学"，因此，他被尊为"世界法医学鼻祖"。

导 入

同学们一定都很喜欢看《名侦探柯南》吧，里面的主人公"柯南"每次都能机智地把犯罪分子找出来，当他说出"真相只有一个"的时候，充满了睿智与机敏，让我们佩服不已。但是，柯南只是一个虚构的动漫人物，而在800多年前的宋朝，出现过一位如"柯南"一样断案如神的人。他既是一名刚正不阿的审判官，又是位技术高超的医生，让我们了解一下他的故事吧。

名医学堂

宋慈曾先后四次担任提点刑狱公事一职（相当于现在省级司法机构的主管）。在多年的任职过程中，他接触了大量扑朔迷离的刑事案件，同时也进行了多年的法医学（即将医学运用于侦破刑事案件）研究，开创了中国法医学的先河。

在宋慈担任提点刑狱公事之前，一旦发生人命大案，官府往往派仵作（古时对于法医的称呼）去查看现场。而当时有些仵作们非常不负责任，有的就是粗略地看看现场，根本不进行仔细查验就回去交差；有的因为尸体的味道难闻，根本都不靠近，回到官府胡乱编个结果。当时负责审判案件的官员对于这些事情也不管不问，就根据仵作们的一面之词稀里糊涂地判案，导致很多人蒙受了不白之冤，被错误地关押甚至是处死。

宋慈认为审判案件是一件非常严肃的事情，应当通过正确的手段将坏人绳之以法。他主张一旦发生命案，主审官应该亲自到现场进行查看，同时，他还将医学知识运用到查验尸体死因上，煞费苦心地发明了很多实验方法。在宋慈四任提点刑狱公事的任期内，发生的案件都得到了公平公正的裁决，许多蒙受不白之冤的人也重新获得了自由，宋慈受到了老百姓的爱戴。

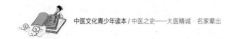

　　宋慈将自己的多年研究成果进行总结整理，写成了《洗冤集录》这本书，这是世界上第一部法医学著作，被翻译成多国文字传播到了很多国家，宋慈也成为了世界法医学鼻祖。

中医名著

　　《洗冤集录》是我国最早的法医学专著，比意大利的法学家菲德里的法医学专著还要早了350年。其内容大致可分为3个方面：①审判官、法医应有的态度和原则。②各种尸伤的检验和区分方法。③各种急救方法。

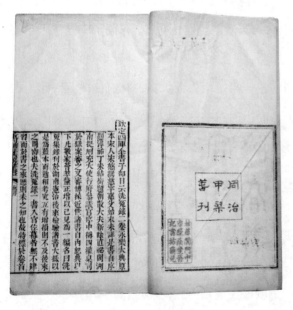

《洗冤集录》

事必躬亲断冤案

有一天，宋慈翻看已结案的卷牍，其中一桩自杀案引起了他的注意。死者是一个庄稼汉，宋慈分析认为庄稼汉平时吃苦耐劳、自给自足，是不可能轻易自杀的，而案卷中对其自杀原因也语焉不详。这引起了宋慈的怀疑，他决定重审此案。宋慈打开棺材检查尸体，发现死者腹部的伤口进刀轻、出刀重，据仵作的说法，案发后，刀子在死者手上，但并没有紧握，他更觉得可疑。因此，他探访了死者的邻居、亲友，终于查出真相。原来，是当地有位叫吴良的官员，为了霸占这位庄稼汉的新婚妻子，与管家合谋杀害了这个庄稼汉，又贿赂县官伪造了自杀的现场。最后县官草草了结了这桩案子，使得坏人逍遥法外。经过宋慈的重新审理，官府终于将真凶还有颠倒黑白的县官都绳之以法，案件真相最终大白于天下。老百姓们都称赞宋慈"雪冤制暴，锄强扶弱"，是一个负责任的好官。

实事求是 坚守真理

宋慈的岳父是当朝一品大员，但宋慈从来没有因此胡作非为。有一次，他在查案过程中意外发现了自己的岳父也涉嫌违法，经过了激烈的思想斗争，他还是选择坚持原则，依法查办了自己的岳父。皇帝对他实事求是、坚守真理的做法十分赞赏，给予了褒奖。

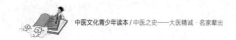 名医名言

狱事莫重于大辟，大辟莫重于初情，初情莫重于检验。盖死生出入之权舆，幽枉屈伸之机括，于是乎决。法中所以通差今佐理掾者，谨之至也。

——宋　慈

古为今用

同学们，上网找到《大宋提刑官》这部电视剧，与爸爸妈妈一起看看著名的法医宋慈是怎样审理案件的吧。

第四节 医海拾贝

官方重视使中医走上快车道

吸纳借鉴了儒、道、佛三家的营养,中医学虽然已经变得越发完善,但仍然处于各自为战的散兵游勇状态。这就仿佛小汽车在坑洼不平的土路上行驶,虽然是在前行,行驶却非常费劲,速度自然也快不起来。是什么结束了这种缓慢发展的局面,把中医学送上了平整宽阔的快车道呢?这就不得不提到宋金元时期朝廷对中医的重视了。

宋金元时期是医学飞速发展的时期,宋朝的几位皇帝均熟谙医术,所以政府对医学也是大力扶持。有了官方力量的介入,医学的发展便像走上了快车道一般。那么朝廷都做了哪些事情呢?第一,宋朝设立了中央医药管理机构——翰林医官局,这个机构就相当于现在的国家卫计委和国家中医药管理局,负责统筹全国范围内的医药事务。第二,组织了中医学教育院校——太医局,相当于现在的中医药大学,学生可选择不同的专业进行学习,还要定期进行考核,根据成绩把医学生分为"外舍""内舍""上舍"三类,成绩优秀者可以升级,成绩不好的会降级甚至还会被勒令退学,这就是王安石变法时创立的"三舍升试法"。所以同学们看到了吧,考试排名是自古就有的,并不是现在学校的发明创造。大家要好好学习,争当"上舍生"。第三,官方开办官药局来专门制造和售卖膏、丹、丸、散，国家统一的原料调配与制作工艺保证了药物的合理配给与质量。开办校正医书局，这就相当于现在的医学出版社，扩大了医学书籍在民间的流通范围。《太平圣惠方》《太平惠民和剂局方》《圣济总录》等官修医书涌现，反映了宋金元时期医学水平的提高。翰林医官局、太医局、官药局和校正医书局的建立，还给中医学这辆车换上了四个高速运转的"风火轮"，将其送上了快速发展的"快车道"。

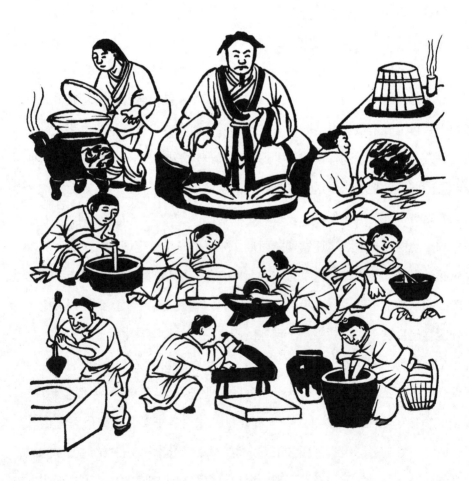

宋代炮制中药现场

在宋代以前，医生的地位相对来说比较低下，年轻人大都为了能够做官而"两耳不闻窗外事，一心只读圣贤书"。到了宋代，随着朝廷对中医学的重视与扶持，医生的社会地位得到提高，大政治家、诗人范仲淹在年轻时曾经说过"不为良相，便为良医"，这一时期，儒化医德已经完备，中医学由一门单纯的技术发展成为了"济世奉亲"的高尚职业，从医顺理成章地变成了从政之外的一个优选。很多因为科举考试落第、做官不得志的儒生都转行成为了医生。由于儒生的文字功底往往都很好，对于晦涩难懂的医学典籍理解起来也要比一般人容易许多。他们成为一方名医后，又把自己对医学的理解和临床经验编纂成书，这反过来又促进了医学的大发展。所以，宋金元时期，儒生与医学碰撞后擦出的火花为中医学注入了足够的前进动力。

这一时期，医学界打破了过去因循守旧、尊古泥古的局面，出现了以"金元四大家"为代表发起的学术争鸣，分科也趋于完善。"金元四大家"为刘完素、张从正、李杲和朱震亨。由于他们所处的地域不同，所以见到的病人也有差异，他们经过整理、总结，提出了不同的学术思想。刘完素认为火热是致病的根本原因，所以他倡导使用寒凉药治火热病，被称为"寒凉派"；张从正认为对于有形实邪造成的疾病，不能一味用补药，而应该用出汗、呕吐、通便等

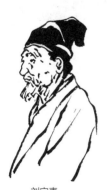 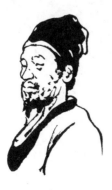 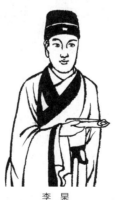 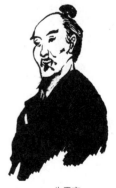

刘完素　　　　　张从正　　　　　李杲　　　　　朱震亨

金元四大家

方法攻邪，所以被称为"攻邪派"；李杲认为脾胃调和则周身健康，提出脾胃乃"后天之本"的理论，脾胃在五行属土，他成为了"补土派"的代表人物；朱震亨认为"阳有余阴不足"，是"滋阴派"。

中医本来是不分科的，作为一名中医医生，都应该是十项全能的"变形金刚"。但是，在长期的医疗实践活动中，有的医生在治疗妇科病方面有自己独到的见解，有的医生非常善于治疗儿科病，久而久之，生病的人总会去打听哪个医生擅长治疗自己的病，然后慕名而去。医生治疗了大量病情相似的病人后，某一方面经验就越来越丰富，如此良性循环之下，慢慢有了分科。宋金元时期，分科发展已经趋于完善，尤其是比较复杂的妇产科、儿科，都已经成了独立的分科。值得一提的是，宋代法医学的大发展，也使得司法制度更加合理完善，也为后世所借鉴。

官方的重视让中医学乘着"风火轮"在快车道上飞速发展起来，越来越多的人开始相信中医、拥护中医、从事中医，中医学发展达到了新高峰！

香药之路

第五章 / 自强不息　厚德载物

中医药振兴发展迎来天时、地利、人和的大好时机，希望广大中医药工作者增强民族自信，勇攀医学高峰。

——习近平

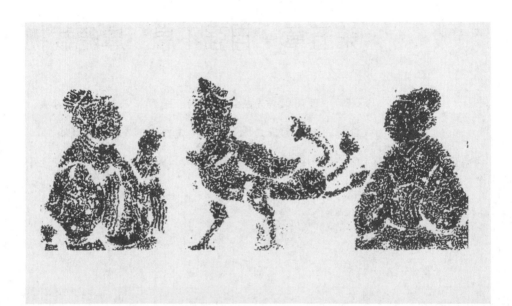

第一节　李时珍

尝百草药学有成　善切脉普度众生

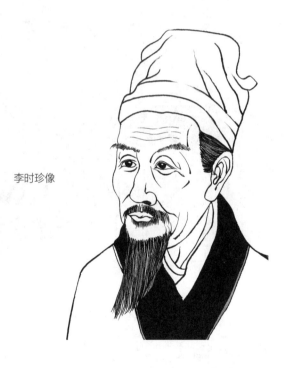

李时珍像

李时珍（1518—1593），字东璧，晚年自号"濒湖山人"，湖北蕲春县人，明代著名医药学家。著有《本草纲目》《濒湖脉学》等。

导　入

　　同学们，前面我们提到过，因为中药材大多取自草本植物，所以古代也把中药学称为"本草学"。你们见过爸爸妈妈用药锅熬过中药呢？同学们一定不太喜欢中药汤的苦涩味道吧，在你们的印象当中，中药都是"苦不堪言"的吧。其实，什么味道的中药都有，有苦味的，有咸味的，有辣味的，还有的中药是甜味的呢，下面我们来看一位对中药非常有研究的名医吧。

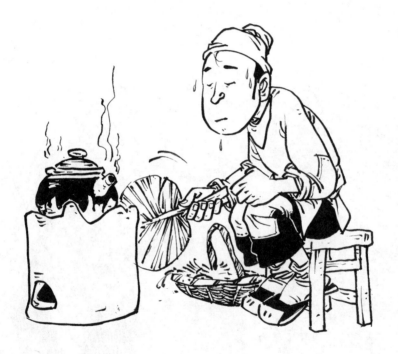

古代熬药图

良药苦口

名医学堂

李时珍出生于一个医学世家，他的爷爷和爸爸都是当地有名的医生。受家庭的影响，李时珍从小就对医学尤其是药学有着浓厚的兴趣。在很小的时候，他就可以把很多医学、药学著作倒背如流，还经常去自己家的后院观察花花草草的发芽、开花、结果，并且在父亲炮制药品的时候总是在一边帮忙。

在古代，行医并不是人们心中最佳的职业选择，所以李时珍的父亲最初还是希望他能够刻苦读书，通过科举走上仕途。李时珍寒窗苦读，14岁时就考上了秀才，但是后来连续3次会试都名落孙山。此时，李时珍下定决心，开始系统学习医学。他对父亲说："我一定努力学习，古人以学术上的成就来报答亲人的养育之恩，我也效仿他们，在医学上创造出成就来报答您。"父亲被李时珍的孝心感动，开始教他学医。

李时珍酷爱医学，再加上勤学不倦，没过多久，他的才华就展现了出来，医术越发精湛。他被推荐到了太医院做医生，后来去武昌的楚王府担任过官职，还治好了楚王儿子的"气厥病"（一种突然发生昏倒的疾病）。常年的临床工作经验，再加上太医院与楚王府的工作经历，使得李时珍有机会接触到很多古代优秀医学典籍。从这些典籍中广泛汲取营养充实自身的同时，他也发现了历代"本草学"专著的很多缺点、错误，这些错误很容易把学习这本书的医学生或者医生带上错误的道路，这样后果是不堪设想的。所以李时珍决定重新编写一部本草学著作供后人学习。

他先是闭门苦读，把当时能够找到的本草学专著都搜集到，彻夜通读，把好的内容摘抄下来，有缺点、错误的地方标记出来。经过了长期的准备后，他开始了艰苦的写作过程。他穿着草鞋、背着药篓，翻山越岭，访医采药，足迹遍布了河南、河北、江苏、安徽、湖北、江西等地。李时珍用了27年的时间，走了上万里路，参考各类书籍800多种，最终编成了鸿篇巨制《本草纲目》。他又用了十余年的时间去修改、完善，然后才刻版印刷。该书收载药物1892种，总结了16世纪以前我国的医药学成就，纠正了以往本草书中的缺点与错误，系统记录了各种药物的知识。《本草纲目》不但丰富了本草学的知识宝库，还对植物、动物、矿物、物理、天文、地理、气象等许多学科具有重要的参考价值。李时珍在脉学以及经络学方面也有深入的研究，因此，他被列为"中国古代四大名医"之一。

不断传承中医精华为民众健康服务，是中医学得以延续数千年的精神支柱，同时也是对每个中医学研究者的要求。《本草纲目》中的很多药方被一代又一代的医生们传承下来用来预防、治疗疾病和养生。比如在《本草纲目》中记载："灵芝，养气血、好颜色。"说明的就是灵芝补益气血、美容养颜的功效。至今灵芝仍作为美容养颜的药物被广泛使用，其效用已得到现代药理研究的证实，深受广大爱美女性的欢迎。

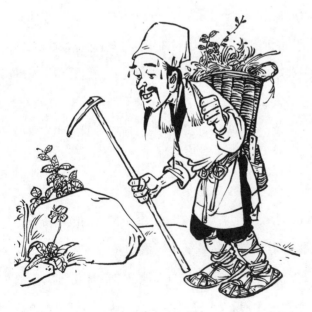

李时珍上山采药

中医名著

《本草纲目》成书于1578年，1590年刻版印刷，全书共52卷，190多万字，收载药物1892种，其中有374种是历代本草著作都不曾记载过的药物，附图1000多幅。该书分为水、火、土、金石、草、谷、菜、果、木、服器、虫、鳞、介、禽、兽、人等16部共60类，对记载药物的性味、主治、用法、产地、形态、采集、炮制等进行了详细的论述，是学习中医的入门书之一。

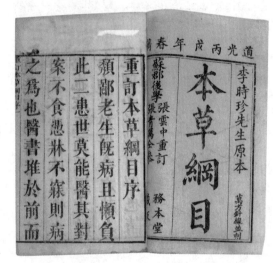

《本草纲目》

《濒湖脉学》是李时珍关于脉学的著作。书中，他在晋代王叔和《脉经》24脉的基础上，将中医脉象增至27种，即浮、沉、迟、数、滑、涩、虚、实、长、短、洪、微、紧、缓、芤、弦、革、牢、濡、弱、散、细、伏、动、促、结、代。他用朗朗上口的七言诗句写成脉象的"体状诗""相类诗""主病诗"，更便于记忆。

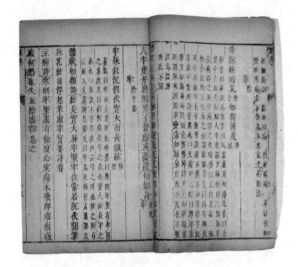

《濒湖脉学》

名医风尚

亲尝百草

　　李时珍治学态度严谨，在编写《本草纲目》的过程中一直坚持实事求是的原则。每味药物，必须要亲眼见到并且品尝过之后，他才把这味药的相关知识记录到书中，这极大提高了《本草纲目》的实用价值。

　　北方地区，有一种叫曼陀罗花的药物，当地百姓都说吃了这个药以后会产生麻醉作用，会让人睡过去。李时珍为了证实这个功效，亲自跑到北方的深山之中找到了这个药，亲自品尝后，发现这个药果然有麻醉的功效，才把其记录到了《本草纲目》中。在二十余年的编写过程中，李时珍总是亲自品尝，坚持将每味药的准确功效都记录下来，为后人留下了一笔宝贵的中医药学财富。

活人诊死

在前面，我们讲了扁鹊救活"死人"的故事，让人啧啧称奇，李时珍还做到过准确预知活人的死亡时间呢，是不是更神奇？

一天，有家药店老板的儿子大吃大喝后，纵身翻越柜台，请李时珍为他诊脉。李时珍诊完脉后告诉他："小兄弟，你活不了3个时辰了，请赶快回家去准备后事吧。"周围人听了非常吃惊，都不敢相信。药店老板的儿子更是非常生气，对李时珍破口大骂。果不其然，不到3个时辰，这个人便死掉了。原来是因为这个人吃了太多东西，又纵身一跳，活动太剧烈导致肠子断了，内脏受损，所以活不了多久。李时珍靠诊脉就断定了其死亡时间，人们对李时珍更加信服了。

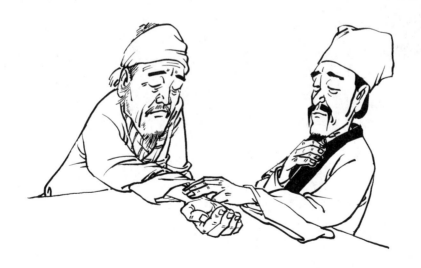

李时珍诊脉图

名医名言

1. 爽口物多终作疾。

2. 夫众病积聚，皆起于虚也，虚生百病。

—— 李时珍

古为今用

1. 同学们回家之后听一下周杰伦唱的《本草纲目》这首歌，找找看，里面都提到了哪些中药呢？

2. 去家附近的中医诊所，找位中医医生为你诊脉，体会一下中医看病的过程吧。

杯弓蛇影

第二节 吴有性

王朝将倾疫病行 挺身而出妙招胜

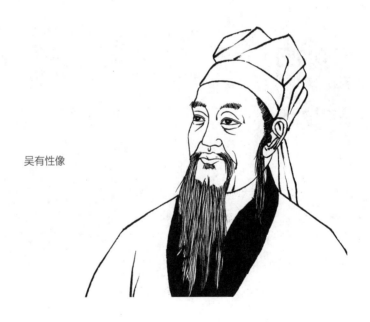

吴有性像

　　吴有性（1582—1652），字又可，吴县（今江苏省苏州市）东山人。明末清初传染病学家。提出"戾气致病"学说，撰写《温疫论》一书，开我国传染病学研究之先河。

导　入

　　同学们可以问一下你们的爸爸妈妈，在2003年，也许那时你们还没有出生，我国发生过一次非常严重的传染病大范围传播过程，这种传染病叫作"严重急性呼吸综合征（SARS）"，别称传染性非典型肺炎。在疫情肆虐之时，每天都有很多人被传染，出现发高烧、咳嗽、全身疼痛的症状，而那时由于没有很好的治疗手段，许多病人最后不幸死亡，同时一些治疗他们的医务工作者为抗击SARS而牺牲。而在四百多年前的明朝，军营中也出现过一次这种传染病大肆流行的情况，让我们看看当时的名医吴有性是怎么做的。

妙手回春

名医学堂

吴有性，生活在明朝万历至崇祯年间，熟悉历史的同学应该知道这时候的明朝已经是风雨飘摇，常年的腐败已经让这个曾经盛极一时的王朝奄奄一息。

崇祯皇帝任命孙传庭为督师在潼关附近镇守。孙传庭一上任就发现镇守边关的明军士兵平时疏于训练，且武器装备已经破烂不堪，为此，他非常生气。谁想到"屋漏偏逢连夜雨"，此时一种疫病（传染病）开始在军营中流行。患病士兵发高烧、咳嗽、两眼角还不停冒出黑血，有谁跟他们接触了之后马上会出现跟他们一样的症状。每天都有十几人新发病，也会有好几个人死亡。孙传庭招来随军医官进行治疗。在那个时代，一旦发生大的疫病流行，医生都会用《伤寒论》中的药方为患者治疗，可是这次不知道为什么，用了《伤寒论》的方子竟然一点儿作用也不起，患病与死亡人数反而有增无减。最后连随军医官都因染病而无法救治，其他医官看到这种情况都吓得逃跑了。

一时间，恐惧情绪在军营中蔓延。士兵们纷纷说是因为得罪了"瘟神"，才会降罪于他们。大敌当前，军营里却疫病横行，督师孙传庭在帐中来回踱步，寝食难安。正在此时，一位头戴草帽、身背药篓、左手摇铃、右手持幡的人不请自来，进入帐内。孙督师正诧异间，此人开门见山道："督师大人，鄙人吴有性，江苏吴县医者，我来此地已经有些时日，观察过了军营内外的疫情，发现这里所有人患病的症状完全一样，凡是密切接触者都会被传染。这次的疫病，不同于以前，并不是寒热暑湿等病邪导致，而是一种叫作'戾气'的病邪，所以军营内外不论男女老幼均不能幸免于病。"督师孙传庭秀才出身，也算是略通医理，吴有性所说"戾气"理论他未曾听过，心中拿不定主意，只是默不作声看着他。吴有性看出了督师心中的疑虑，便胸有成竹地说："督师，我对此病观察已久，并且集多年所学开了一方'达原饮'来清透戾气所在部位，还请督师早做决断，有性定当以家国为任，全力以赴！"孙督师见吴有性把话说到了这个份上，就决定让吴有性放手搏一把，便请吴有性开始为士兵治病。

吴有性进入住着患病士兵的军营，他并没有着急熬药，而是先根据他们的患病情况，让他们住到了不同的营房里，然后派专人守卫，不让各个营房的士兵互相串门，及时的隔离措施有效阻止了疾病的蔓延。他亲自用大锅为士兵们熬药，然而五天过去了，似乎并未见明显的效果。吴有性也不着急，只管抓药开方。十天后，奇迹出现了，患病人数与死亡人数逐日减少。渐渐地，疫情被控制住了，恐惧的阴霾仿佛一瞬间就被强烈的阳光驱散。吴有性从容淡定的微笑抚平了众将士长久以来的紧张与焦虑。稍作休整，孙传庭便率大军出征了。

望着大军远去的背影，吴有性欣慰地笑了。自古以来，治国、平天下是每个读书人渴望建功立业的最高目标，吴有性虽不能策马扬鞭、执剑杀敌，但是在这个王朝大厦将倾的时候，他用自己的毕生所学为这个国家注入了最后的一丝能量，他已然是问心无愧了。吴有性再次戴好草帽、背上药篓、摇着铃铛，踏上了四方行医的旅途。

在对抗传染性非典型肺炎（SARS）、甲型H1N1流感的过程中，中医都曾取得良好的效果，疗效得到世界卫生组织的肯定和国际社会的关注。如果后世没有"非典""禽流感"这些传染病，人们就不会一遍遍翻看那些泛黄的医书，可能吴有性也只是史书中或医书中的一个人名。但是现实生活中的一些传染病让我们发现，吴有性等前人对传染病的真知灼见，已为后人留下了一笔笔珍贵的医学财富。

中医名著

　　《温疫论》是中国第一部系统研究急性传染病的医学书籍，书中阐述了疫病的发生是由于嘴巴或鼻子吸入了一种叫"戾气"（相当于现在说的传染源）的物质。吴有性的"戾气致病"学说丰富了中医传染病学的内容，其中《温疫论》中的名方"达原饮"在2003年治疗非典时起到了良好的效果。

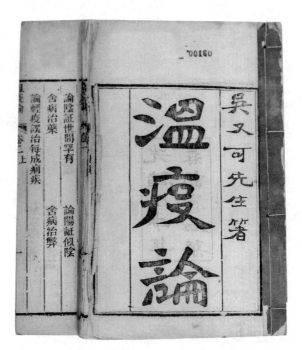

《温疫论》

名医风尚

不惧权威　独立思考

　　吴有性所处的时代，疫病刚刚流行之时，全国各地的医家用的都是《伤寒论》中的药方给人治病。虽然效果不好，但是没有一个人敢于创新，都在固执地墨守成规。因为医生们都觉得这些治疗方法是老祖宗留下的，当世的医学权威都不曾创制新方，更不要说没有名气的医生了。但是吴有性不迷信权威，能够坚持自己独立思考，根据实际情况分析病情，开出许多从没有过的新方子。他的这种行为遭到了当时其他一些医生的反对，甚至他的老师都不让他再继续按照他自己的想法行医，但是他依然能够坚持自己的观点。这种异于常人的决断使得他终于成为载入史册的一代大医，而那些没有创新意识的医生们都已湮没在了历史的长河之中了。

上医医国

辨渣识药　巧避纠纷

有一天，吴有性走街串巷行医，突然被一群人团团围住，为首是一个壮汉，他非说吴有性杀了他的父亲。吴有性定睛一看，这不是自己前两天刚刚治疗过的吴老汉的大儿子吗。还没等吴有性说话，他们便气势汹汹地把吴有性拽去了县衙。朝堂之上，县令让双方陈述情况。吴老汉的大儿子说，吴有性给他身体虚弱的老父亲用了大黄（一种可以让人拉肚子的中药），泻得太厉害，导致了父亲死亡。吴有性却不慌不忙地说道："你的父亲舌苔黄而厚腻，肚子胀得也很厉害，这本身就是一个积滞的病，必须得用大黄去泻下，这跟身体虚弱没什么关系。"县令看双方各执一词，一时没了主意。这时候吴有性说："这样，把你父亲喝剩下的药渣拿过来，我就知道谁对谁错了。"吴老汉的大儿子回家拿来药渣，吴有性便翻了起来。过了没一会儿他便大声说："这不是我开的药，这里面有一些黄芪、人参之类的温补之品，这些药根本就是错的，吃了岂能不死人？"听到这个情况，县令马上审问了吴老汉的大儿子。原来，是他们害怕吴有性的方子药力太猛，自作聪明请了别的医生，结果弄巧成拙让老父亲送了命，最后他们自己也是后悔不已。

名医名言

疫邪为病，有从战汗而解者，有从自汗、盗汗、狂汗而解者……盖因疫而发旧病，治法无论某经某病，但治其疫，而旧病自愈。

——吴有性

古为今用

1.传染病是可以预防的，同学们平时一定要讲究个人卫生，做到勤洗手、勤通风，不要让传染病打扰你们的开心成长啊。

2.《大明劫》在忠于史实的基础上，以艺术化的手段讲述了崇祯年间吴有性协助督师孙传庭控制疫病的故事，表现了吴有性在传染病学上的超高造诣与他在国难之际挺身而出的高尚情怀。看看电影《大明劫》，想想你们以后想做什么工作，并认真思考下你的工作在国家需要的时候可以起到什么作用呢？

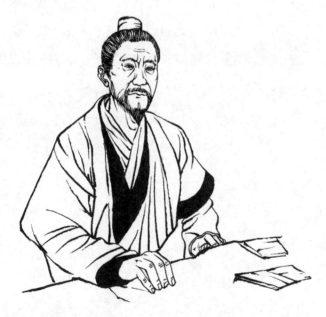

《大明劫》中的吴有性

第三节　傅　山

体恤妇女反歧视　著书立说集大成

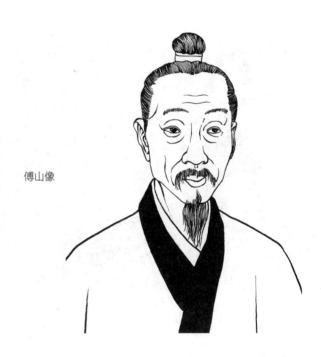

傅山像

傅山（1607—1684），字青主，阳曲（今山西省太原市）人。明末清初的
思想家、书法家、医学家。

导　入

　　同学们，你们这个年龄段要是身体不舒服都会去儿科，是因为儿科病与成人病有着很多不一样的地方，那你们是否知道女性在患某些疾病时也需要去专门的科室——妇科呢。

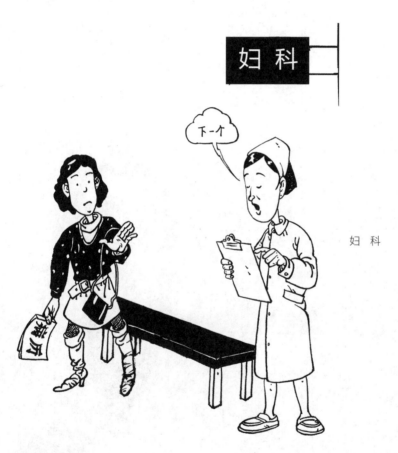

妇　科

最早的中医病历
——诊籍

名医学堂

　　傅山是明末清初著名的医学家，他一反封建社会不重视妇女的传统，潜心钻研女性独有的常见病、多发病，最终写成了妇科专著《傅青主女科》。那么，他是如何走上研究妇科疾病的道路的呢？

　　清朝初年，傅山在山西太原松庄一住就是十几年。在这些日子里，他每天主要的工作就是为十里八乡的人们看病开药。因为他的医术比较高超，所以每天去找他看病的人络绎不绝。

　　在常年治病救人的过程中，傅山发现有很多患病妇女的处境十分凄惨。因为在古代封建社会时，妇女一般都是待在家中，不能出去抛头露面，所以当妇女患上了某些妇科疾病的时候也被认为是隐私，羞于告诉其他人，更不可能出门去告诉男医生了。长此以往，疾病就被拖延而无法得到很好的救治。很多妇女等到病情非常严重甚至出现生命危险的时候，才去找医生治疗。这时候，治疗的难度就变得相当大了，很多妇女为此都失去了宝贵的生命，也给家人带来了巨大的痛苦。

　　由于女性的生理构造与男性有着很大不同，所以妇科疾病十分复杂，当时的好多医生都不愿意涉足妇科领域。在傅山生活的时代便有"宁治十男子，不治一妇人"的说法。这也侧面反映出了妇科疾病的治疗难度。

　　傅山面对这些危重的女病人，不由得想起了自己早逝的妻子。他十分难过，更下定决心要把妇科疾病给整明白。经过多年的临床经验与刻苦钻研，他写成了《傅青主女科》这本书。这本书系统介绍了各种妇科疾病的诊断与治疗，每论述一种疾病，傅山首先会提出自己的理解和意见，然后创造出相应的药方。《傅青主女科》对后世妇科发展的影响非常大，直到现在，全国各地的很多妇科医生用中药为病人进行治疗的时候，还会用到《傅青主女科》中记载的方子，并且往往能取得非常好的疗效。

中医名著

《傅青主女科》（又称《傅氏女科》），着重介绍了各种妇科疾病的诊断与治疗。此书既总结了前人的治疗经验，又详细叙述了傅山本人在治疗方面的独特见解，为历代医家所推崇。

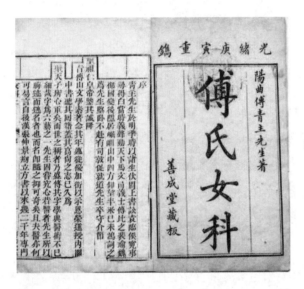

《傅氏女科》

名医风尚

大义凛然　节操坚贞

在明末，来自北方的清军势如破竹般将苟延残喘的大明王朝打得稀里哗啦，这件事情对傅山的打击很大。他也是从此开始加入到对抗清朝统治的队伍之中，没多久不幸被抓入狱。出狱后，傅山发现清王朝已经完全掌握了国家政权，便隐居了起来。后来，康熙皇帝为了拉拢知识分子，便派人去请傅山来京城做官，傅山不愿在清朝为官，于是在去的路上用锥子扎伤了自己的双腿，到了京城后也拒绝参加考试，并且不向康熙皇帝行跪拜之礼。

傅山的坚贞品格与精湛医术使他留名青史，作家梁羽生曾经把傅山反抗清朝统治的故事写入了他的武侠小说《七剑下天山》之中，这足以说明傅山在后世文人心目中的高大形象。

名医典故

博古通今之全才

傅山除了在医学上有着极高的造诣，还擅长书法、绘画，甚至还创造了能够运转资金的票号。他的草书清新飘逸、狂傲洒脱，其书法作品风格跟后现代主义的作品风格有着异曲同工之妙；他在山西创造的票号是银行的雏形，连慈禧太后都向山西的票号借过钱呢。

博古通今的傅山是一个传奇般的存在！

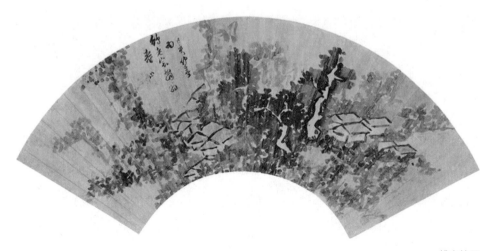

傅山的画

名医名言

静，淡，远，藏；

忍，乐，默，谦；

重，审，勤，俭；

宽，安，蜕，归。

——傅　山

古为今用

1. 同学们回家后通过图书馆、网络，查询一下，中国古代还有哪些具有高尚节操的英雄人物，阅读他们的故事并讲给其他同学听吧。

2. 再找出几幅傅山的绘画作品欣赏一下吧。

第四节 叶 桂

拜十七师采众长　精温病学力能当

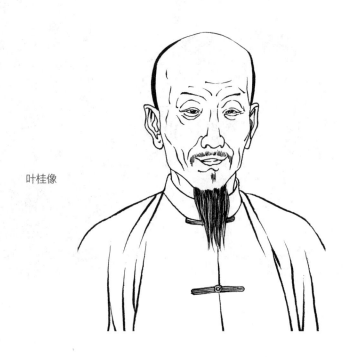

叶桂像

　　叶桂（1666—1745），字天士，号香岩，别号"南阳先生"。吴县（今江苏省苏州市）人。清代著名温病学家，创立了"温热学派"，是中医温病学理论奠基人。

导　入

　　古人好学，中医医生更是如此，遍访名师是很多大家成长的必经之路。清朝有一位著名的医生，他曾先后拜过17位老师呢，让我们来看看他是谁吧。

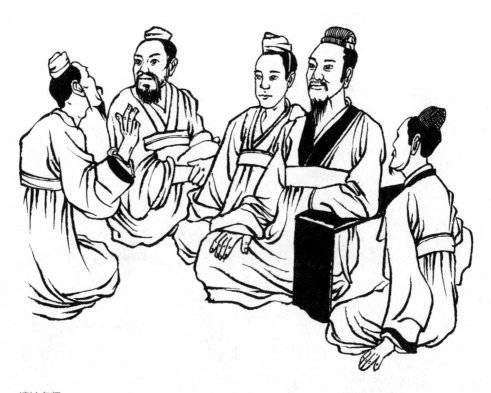

遍访名师

名医学堂

叶桂出生在一个医学世家，他的祖父和父亲都是当地有名的医生。自小耳濡目染，叶桂对医学产生了浓厚的兴趣。12岁起，他便开始跟着父亲学习中医。叶桂天资聪颖，再加之学习刻苦，很快就掌握了中医的基本知识，怎奈世事无常，他的父亲在两年后因病去世了。这突如其来的打击一度让叶桂心灰意冷，但是经过一段时间的思考之后，他决定要拜师学医，继续完成自己的梦想。

在古代，想拜师学医并不是一件简单的事情，有学习的决心只是一方面，关键还要看老师愿意不愿意收你为徒。在这种艰苦的环境中，叶桂仍然坚持四处拜师学习，即使后来已经成为一方名医，也向一些在医学上有可取之处的医生学习。短短10年间他竟然先后拜17位著名老中医为师，成为中国中医学史上的一段佳话。

山东有位姓刘的名医，擅长针灸，叶桂一直想过去跟他学习，但是苦于没人帮他介绍。直到有一天，叶桂恰巧治好了这位刘姓名医的外甥，然后趁机让他这个外甥把自己介绍到刘姓名医那里学习。为了能好好学习，叶桂还隐姓埋名，就这样，一方名医又成了谦虚的学生。一天，有人抬过来一位昏迷的孕妇，刘姓名医号脉后发现难以治疗，便想推辞。叶桂经过仔细观察，认为这是难产造成的，便拿出针具在孕妇的腹部扎了几针，不一会儿，胎儿就顺利分娩了出来。姓刘的名医对此很吃惊，后来一问，才知道跟自己学习了几个月的"学生"竟然是大名鼎鼎的叶桂。叶桂向这位医生说明了自己来学习的缘由，刘姓名医十分感动，把自己的临床经验倾囊相授。

自古以来，疫病（传染病）的流行都是对名医的严峻考验，而每次有大的疫病暴发之时，又总会有名医及时出手开出有效方剂，控制疾病蔓延。清朝乾隆年间，苏州发生了一次大疫病。这次是叶桂站了出来，带着徒弟们一起为百姓诊病、熬药，帮助大家渡过了难关。自张仲景以来，凡是有大范围疫病，医生们都会认为是由伤寒所致，不过叶桂在长期临床中发现疫病有的时候是以"发热、口渴、小便热"等为主要病症。他提出了"温病"的概念，丰富了传染病学的理论，并且提出了"卫气营血"的辨证论治理念，被后世中医学界奉为"温病理论"的奠基人。

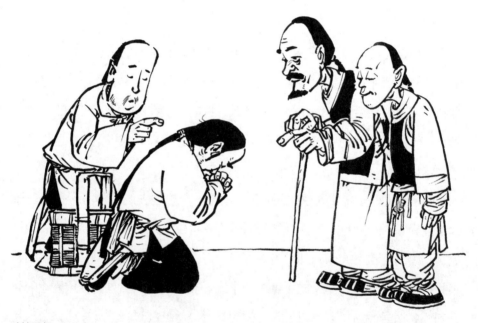

叶桂拜师

中医名著

　　叶桂治学严谨，不随意著书立说，再加上他一生都在行医看病，所以并没有留下亲手书写的著作。现在传世的《温热论》一书，是他的弟子根据他平时的讲课内容以及诊疗经历进行的总结概述。

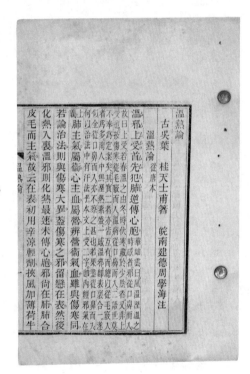

《温热论》

无病呻吟

未卜先知　巧治"穷病"

有一天，叶桂正在诊所里给人号脉诊病。突然，一个衣衫褴褛的年轻人闯进了诊所中。还没等叶桂反应过来，他便打断了正在看病的叶桂。只见他先是双手作了一个揖，然后笑嘻嘻地说道："叶先生，都说您是一代神医，我得了一种跟一般人不一样的病，不知道您能不能给我治好呀？"叶桂不知道这年轻人葫芦里卖的什么药，便答道："凡病皆有理法，只要我能找到理法，就可以治疗，请问你怎么不舒服？"年轻人回答："我既没有外伤也没有内患，我就是太贫穷了，请问您可以治好我的'穷病'吗？"叶桂还没开口，周围候诊的病人直接生气了，说："我看你是来闹事的吧，走遍天下，没听说过'穷病'还可以治好的。"叶桂修养很好，并不生气，反而还帮这位年轻人解围，说他肯定也有自己的难处，而且身无分文、吃不饱穿不暖的确容易生病。随后，叶桂便给了这个人一些橄榄，并叮嘱他只许吃果肉，然后把果核留下种下去，待到明年就可以致富了。这个年轻人和众多候诊的病人一听都像丈二和尚一般摸不着头脑，年轻人见叶桂不像是在戏耍自己，便道谢后拿着橄榄回去了。

过了很久，还是在诊所，年轻人提着大包小包的礼品来感谢叶桂，说自己的"穷病"竟然给治好了。这到底是为什么呢？原来叶桂医术非常高超，未卜先知，早就料到会有一场疫病发生，而治疗疫病效果很好的一味药材就是橄榄叶，但是这味药材药店是不常备的，所以疫病一发生，大家就都去找这位家里种着橄榄树的年轻人买，年轻人靠卖橄榄叶赚到了第一桶金，过上了富足的生活。

叶桂利用医术帮助穷苦人民脱贫，体现出了他的高尚医德。

名医典故

名医治奇病　奇术疗暴盲

在叶桂的行医生涯中，有时候用针灸，有时候用汤药，而有时候什么治疗手段都不用，只是靠激怒患者，让患者生气就把病给治好了。

有一次，叶桂正在家中看书，突然有位官员的家人来到了府上，说这位大人刚刚升了官，一高兴，突然就"暴盲"（突然失明，眼睛什么都看不见）了，请叶桂去诊病。叶桂详细了解了发病经过，说道："我一代名医，怎能轻易就跟你过去，快回去抬着轿子来接我。"家人回去禀报了那位大人，那位大人认为叶桂是在跟自己过不去，大发雷霆。就在这时，他突然发现眼睛竟然可以看见东西了，正纳闷的时候叶桂也赶到了，他不紧不慢地说："大人，您突然看不见完全是因为刚刚太高兴，乐极生悲了，《黄帝内经》中说过，只有愤怒可以抵消高兴所导致的疾病，所以我故意不来，就是为了引您生气啊！"官员哈哈大笑，对叶桂佩服不已。

中医治疗疾病，除了关注人体本身的变化，也对情绪非常重视，不同的情绪若超过常规，则往往会导致不同的疾病，需要用不同的方法进行治疗。叶桂就是一位擅长治疗"情志病"的高手，他用奇怪的招数治好了很多得了"怪病"的病人。

名医名言

1. 医可为而不可为。必天资敏悟，读万卷书，而后可以济世。不然，鲜有不杀人者，是以药饵为刀刃也。

2. 夫以利济之心，则其学业必能日造乎高明。若仅为衣食计，则其知识自必终囿于庸俗。

——叶　桂

古为今用

1.《医痴叶天士》以戏剧化的表现手法，撷取了医痴叶桂"医治匪首""巧救皇上""力阻疫病"等几个故事，再现了清代名医叶桂精湛的医术与高尚的医德。叶桂10年间先后拜17人为师学习医术，并对他们非常尊重，感激有加。同学们能从中学习体会出什么道理与处世方法呢？

2. 同学们周末可以和爸爸妈妈一起观看电影《医痴叶天士》，同时把你知道的关于他的故事讲给爸爸妈妈听吧。

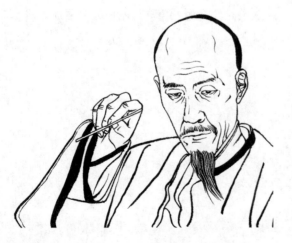

医痴叶桂

第五节 医海拾贝

总结集成之登峰造极

明清时期，经济的快速发展推动了科学技术的进步，使得中医学登上了发展的巅峰，其标志就是综合性巨著的诞生以及温病学的崛起。

这一时期，政府并没有对医学投入太多，反倒是许多民间医家倾个人之力，将集古代医学之大成的著作刊刻印刷。比较有代表性的包括楼英的《医学纲目》、王肯堂的《证治准绳》、张景岳的《景岳全书》、李时珍的《本草纲目》、龚廷贤的《寿世保元》、陈修园的《南雅堂医书全集》等等。直到现在，这些巨著仍是人们研究中国古代医学发展的必读书籍。伴随着全面总结古代书籍的热潮，同时出现了医学著作简约化的倾向。什么叫简约化呢？原来，随着人口的增长和疾病的流行，社会对医学的需求变得越来越大，但是大部头的书读起来非常费劲，这时候就迫切需要一种内容浅显、易懂易记的普及读物。一时间，《汤头歌诀》《医学三字经》《长沙方歌括》等以朗朗上口的中医歌诀为主要表现形式的书籍大行其道。

从零散文献变成综合书籍，反映的是医学体系由简单变全面的总结集成

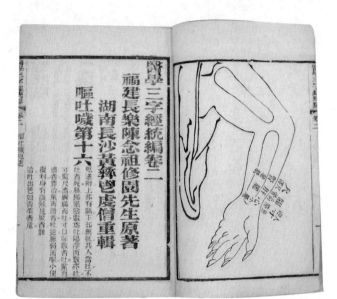

《医学三字经》

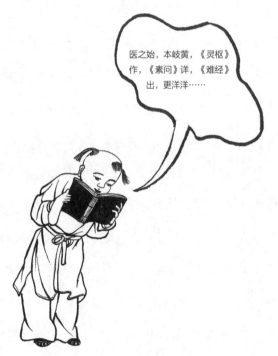

医之始，本岐黄，《灵枢》
作，《素问》详，《难经》
出，更洋洋……

背诵《医学三字经》

过程；再由综合书籍提炼成浅显易懂的小册子，反映的是医学家的由博返约过程。同学们可不要小看这些小册子，后世好多医学大家都是在跟同学们一样的年纪就开始刻苦背诵这些小册子，练就了扎实的中医学"童子功"，才能在以后的临床道路上一帆风顺。如果同学们对中医学知识感兴趣，那就去买本《医学三字经》朗读背诵吧。

在中医理论中，温病指的是外感温热邪气后，以发热为主要特征的急性热病的统称，一般多具有较强的传染性，其中容易大范围流行的现在叫作疫病。传染病的预防与控制往往可以体现一个医家的水平。明清时期，以苏州为中心的苏浙地区河流密集、交通便利、人口众多，伴随着繁荣的经济也带来了传染病的多次大面积流行，生活在这一地带的医家自然而然地担负起了抗击传染病的重任，比较著名的当属明代的吴有性与清代的叶桂、吴鞠通等。吴有性提出了"戾气学说"，所谓"戾气"，就是生物学中的传染源，也就是导致疾病发生的病因。如2003年的SARS病毒、2009年的甲流病毒，包括最近的各种禽流感病毒都可以被叫作"戾气"，吴有性在他的著作《温疫论》中详细说明了疫病的发病特点，即一旦口鼻接触到"戾气"后，不论男女老幼都会得病，症状表现也大体相似，并且提出了治疗原则与方剂。《温疫论》是世界上第一部传染病学专著，"戾气学说"对传染病的特点进行了全面的论述，直到《温疫论》诞生200多年之后，西方医学才发现细菌及其他致病微生物。有了"戾气学说"的基础，到了清代，叶桂与吴鞠通又分别提出了温病的"卫气营血辨证"和"三焦辨证"。所谓"卫气营血"，指的就是温病由浅入深的转变过程，如果把人体比作房子"卫"就相当于家外面的院子，"气"呢相当于进门了，"营"是说明疾病已经到客厅了，到了"血"，就是最严重的了，说明已经是到了卧室了；"三焦"指的是"上焦"

"中焦""下焦"，"三焦辨证"较直观地说明了疾病的位置所在。

明清时期中医学虽然攀上了高峰，诞生了许多具有较高学术价值的著作和世界领先的学科，但是这也造成了之后中医学界的"不思进取"，这种开拓精神的缺乏为后来中医遭遇挫折埋下了伏笔。

上阵父子兵

第六章 / 求同存异　和谐相处

坚持中医与西医相互取长补短、发挥各自优势。

——《中国的中医药》

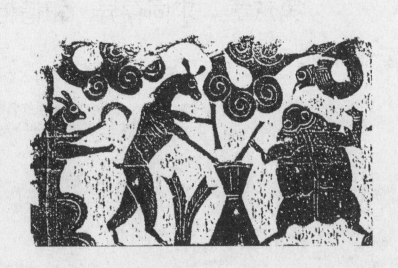

第一节　张锡纯

西医入与中医争　衷中参西促汇通

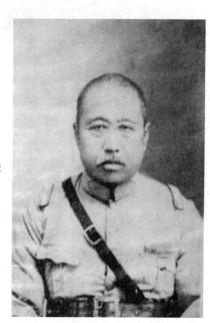

张锡纯像

　　张锡纯（1860—1933），字寿甫，河北省盐山县人，中西医汇通学派的
代表人物之一，近现代中国中医学界的泰斗。曾创办立达中医院、国医函授学
校，著有《医学衷中参西录》。

导 入

同学们，当身体不适的时候，你们的爸爸妈妈会为了去找中医大夫，还是西医大夫看病而争执不休吗？其实中医和西医是可以相互借鉴，一起并存的。让我们看看张锡纯医生是怎么评价利用中医与西医的。

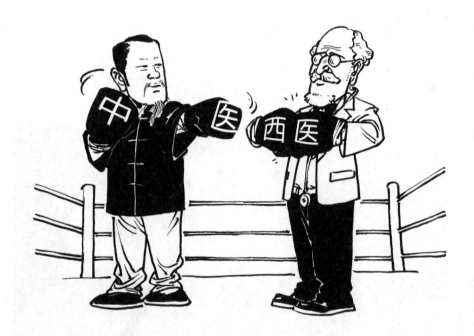

中西医学对比

名医学堂

　　张锡纯是清末民初的一位著名医家，年轻时一心参加科举的他，机缘巧合走上了行医之路，并取得了辉煌的成就。

　　张锡纯出生在河北省的一个村庄，从小便立志通过科举实现人生的价值。他的父亲是位医生，在跟随父亲出诊的过程中，张锡纯渐渐对医学产生了浓厚的兴趣，一有空闲就捧着中医书津津有味地阅读。张锡纯一边准备科举，一边给邻里乡亲看病，慢慢地在当地小有名气，周边村里的人们生病了都会找他治疗，效果都非常好。

　　对于此时的张锡纯来说，学医看病还只是业余爱好，科举仍然是他的主业。但是现实总是不尽如人意，两年的考试他都名落孙山。出于无奈，他只能先找了一所学校当起了老师，业余时间继续给人治病。

　　后来，张锡纯被部队征召，成为了一名随军军医，开启了行医生涯。民国时期，军阀混战，他一面跟随部队南征北战，一面继续钻研医学。从清朝末年列强入侵中国开始，西方医学也同时传入了中国。西方医学与中国传统的中医学有着截然不同的学术体系，所以在当时的社会，对于两种医学的认识也出现了完全相反的观点。一种完全排斥西医，只承认老祖宗传下来的中医；另外一种则是对西医完全接受，认为应该摒弃中医。持这两种不同观点的人经常为此争执得不可开交。张锡纯自然对此事十分关注，不过他并没有着急下结论，而是先把手头能搜集到的西医的书进行了仔细的阅读。他发现中医学与西医学其实并不冲突，只是治疗方法不同，只要对疾病的康复有利，都可以使用。看完这些书，他有了一个大胆的想法，那就是把中医与西医有机结合起来，共同为人类健康服务，这在当时称为"中西医汇通"，也就是我们现在所说的中西医结合。张锡纯把自己的临床经验整理汇总，编成了《医学衷中参西录》这部书，这也是中国较早的中西医汇通书籍之一。

《医学衷中参西录》一经刊印，迅速被抢购一空。张锡纯的中西医学汇通思想为当时的医学界注入了新的能量，也打开了中西医学者交流的大门。因书中的论述通俗实用，很多人竟然可以靠翻张锡纯的医书就能给自己治病，张锡纯因此声名鹊起。此时，沈阳的天地新学社注意到了张锡纯的著作，便找到了张锡纯，询问他想不想一起开一家中医院。在当时的中国，中医的模式都是诊所模式，病人都去医生开的诊所看病抓药，或者直接把医生请到自己家。中医院则是要把病人都集中到一起住院，医生每天查看病人，调换方剂。这个设想在当时还是很新奇的。张锡纯一时也有些犹豫，但是当他听到在沈阳已经有了外国人开的西医院，便下定决心，说：“外国人既然能做好的东西，我们中国人一定也能做好，而且还要比他们做得更好！”就这样，中国历史上第一家中医院——立达中医院成立了，张锡纯亲自担任院长。他为了医院的发展殚精竭虑、鞠躬尽瘁，让中医院迅速走上了发展的快车道。

张锡纯生活的年代动荡不安，中医学受到了前所未有的冲击，但是他能够坚守中医，并有选择地接纳新鲜事物。《医学衷中参西录》的编写与中医院的创办分别在理论与实践上把中医学发展推上了一个新的高度。

☯ 中医名著

《医学衷中参西录》是张锡纯毕生心血的结晶，他反对故步自封、排斥西医，同时也不同意放弃中医。他将两者有机融合，并通过大量临床实践，将所有经验写入此书。《医学衷中参西录》是“中西医汇通学派”的代表著作。

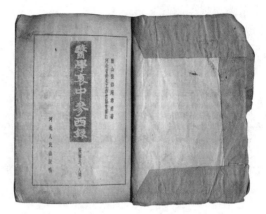

《医学衷中参西录》

老骥伏枥　志在传医

　　1928年，此时的张锡纯已是一位68岁的老者。一生的戎马倥偬让这位名医的脸上布满了岁月的沧桑，对于一般人而言，这个年纪早已在家颐养天年了。但是多年救死扶伤的经历让张锡纯觉得，中医在守护人们健康方面做得还远远不够。因为自古以来中医都是秉承师带徒的模式，学习的人数少，周期长，优秀的中医人才越来越少，所以张锡纯在天津开办了国医函授学校，希望以学校模式培养更多的医学人才。学校成立之初，张锡纯又恢复了年轻时的活力，他组织管理的同时，也亲自编写教材，把自己多年临床的真知灼见毫无保留地传授给了中医界的后生们。张锡纯最终积劳成疾，离开了人世，后来很多著名的医家都是出自这所函授学校，每每提及此事均对张锡纯感激不已。这位年近古稀的老者，在生命最后的一段时间里，不辞辛苦为中医奔走，不惧辛劳为"同胞皆上寿"而努力，照亮了后来者的学医之路，也照亮了人们的健康之路，为中医学在近现代的发展点亮了明灯。

名医典故

举一反三　异病同治

有一次，张锡纯的邻居外感后得了"阳明腑实证"（热邪入里化热所导致的大便不通、肚子胀痛）。这个病在《伤寒论》中有很好的治疗办法，就是用一种专门进行泻下的药物，叫作"大承气汤"，里面有大黄、芒硝等泻下作用很峻猛的药物。古书上曾经记载，有的人刚喝下大承气汤一半就会有想上厕所的感觉，但是这次，医生给病人用了这个药之后却没有任何效果。后来大伙只能请来远近闻名的刘老先生来治疗，刘老先生说这个病用"大承气汤"是没有错，但是病人经络不通，只有用一味威灵仙先通经络，"大承气汤"才会管用。

这件事情之后张锡纯认识到了辨证论治的重要性。第二年，他的一位同学因为生气发怒后也出现了阳明腑实证，跟之前的情况一样，喝完大承气汤没有任何效果。这时候，人们请来了张锡纯，一服药就药到病除。同学们肯定会觉得是因为张锡纯见过刘老中医治病，在里面加了威灵仙吧？其实不是这样的，张锡纯发现这个人是因为生气发怒导致产生病症，与自己邻居的情况还是有区别的，所以他用的是可以让人心情舒畅的柴胡、麦芽，才药到病除的。中医学的突出特点就是有时候相同疾病用不同治法，而不同的疾病有时候却用相同的治法，这就是"同病异治"与"异病同治"，所以，学习中医需要具备"举一反三"的悟性。

名医名言

1. 人生有大愿力，而后有大建树。

2. 故学医者，为身家温饱计，则愿力小；为济世活人计，则愿力大。

3. 八旬已近有何求，意匠经营日不休。但愿同胞皆上寿，敢云身后有千秋。

—— 张锡纯

古为今用

1. 创建第一个中医院、创建第一所中医培训函授学校，张锡纯用两个"第一"走上了人生的巅峰，同学们仔细想想，你们以后要做什么工作呢？希望创造出怎样的成就呢？

2. 同学们在学习中要勤于思考，像张锡纯一样学会举一反三，这样才可以取得更好的成绩。课后搜集一些能让你举一反三的事例，大家分享下吧。

药到病除，效如桴鼓

第二节　医海拾贝

西学东渐　有容乃大

中国有句老话叫"远亲不如近邻"，这说的是邻里之间应该互相照顾、互相帮助，有个好邻居在困难时远比远亲救助来得及时。今天要介绍的这位中医的"邻居"，就是西医，这个邻居是什么时候来到中国的？它的到来对我们祖国传统医学的发展又有着什么样的影响呢？

西医这个邻居第一次来到中国可以追溯到南北朝时期了。这时的中医发展远远优于西医，所以这个邻居只是谦虚地学习了一些技术和理论后就愉快地结束了这次"串门"。相识了之后，中西医之间的交流越来越频繁。到了清朝，康熙皇帝得了一会儿冷一会儿热的疟疾病（俗称"打摆子"），就是吃了西方传教士带来的金鸡纳霜才得以康复。西医除了西药以外，最擅长的就是外科手术了，虽然中国自华佗起便有了外科，但是中国人的传统观念还是认为"身体发肤，受之父母"，所以对西医的理念绝大部分人还是无法接受的。1840年，鸦片战争爆发，帝国主义用坚船利炮打开了中国封闭多年的大门，西方科学技术也渗透到了中国社会生活的方方面面，这其中就包括西医。这次这位邻居来可就不是简简单单串门了，而是直接在这住了下来。

这位邻居不但住下来了，还在中国开设西医院和诊所，开办学校培养西医学生。中西医理念的不同，再加上侵略战争带来的民族仇恨，使得人们对西医有着强烈的抵制情绪。

眼看着大家都不待见自己，西医也不着急，因为他们相信一句宣传语："不看广告，看疗效！"西医医师们默默地治病，过了没多久，亲身体验过西医治病的人发现有些疾病，西医的确有速效。"西医治病快"的消息就传播了开来，越来越多的人体验了西医，慢慢地开始接受西医。当时以鲁迅、傅斯年等人为代表的新文化运动领袖们开始"睁眼看世界"，他们接纳了西方先进的思想，并且对中国传统文化进行了反思。自明清时期中医发展达到巅峰后人们变得因循守旧了起来，中医并

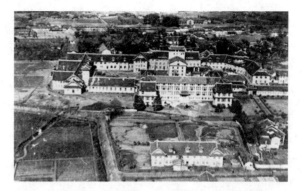
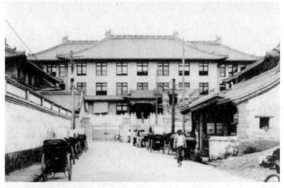
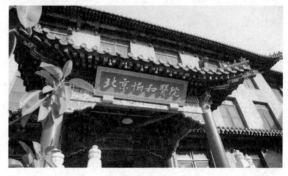
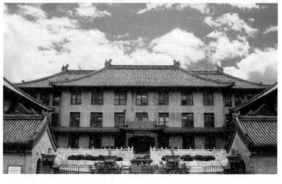

民国时期的北京协和医院

没有做到与时俱进，所以此时的中医与有现代科技支撑的西医相比较而言，其之前的优势荡然无存，人们又开始对中医持全盘否定态度。到了民国时期，发生了两件限制中医的大事，一件是招生目录漏列中医案；另一件是颁布了限制中医的《医士管理暂行规则》。1929年，政府甚至要废止中医。所谓"漏列中医"，就是说教育部门在招生目录中没有提及中医中药办学，但是却有西医西药办学。《医士管理暂行规则》和废止中医是对中医行医的限制，这样一来，极大阻碍了中医的发展。在中医生死存亡之际，国内中医界的有识之士联名上书、集体请愿，经过了半年多的努力与抗争，才总算保住了中医的行医资格。

在经历了一系列的闹剧与抗争之后，国内的中医医生由愤怒变得冷静。他们在想，西医为什么可以迅速获得人们的认可呢？是他们的医德比我们高尚，还是他们的医术比我们高明？究其原因，大抵是中医自清朝以来似乎已经好久没有进步了，但是西医却是乘着"现代医学的翅膀"在理论与实践技术上突飞猛进。找到了问题的症结，那就"对症下药"。此时，以承淡安、张锡纯、唐宗海为代表的中西医学汇通派站了出来，给处于低潮的中医注入了一针强心剂。这派医家在详细比对了中西医的优缺点之后，将中西医学中可以为临床治病所用的理论与技术有机地整合了起来，不但保留住了中医，还为其注入了新能量。张锡纯的《医学衷中参西录》便是以中西医结合的思想写成，里面列举了很多中西医药物合用增加疗效的实例。比如最著名的退烧神器——石膏阿司匹林汤，就是将中药石膏和西药阿司匹林共同服用，退烧效果特别好。

西学东渐之风"吹"来了西医，既给中医带来了挑战，也带来了发展的新机遇。当中医摆正心态、奋起直追，以宽广的胸怀、充足的文化自信去向西医学习，将西医的精华为自己所用，中医、西医就变成了"好搭档""好伙伴"。中西医结合，扩大了治疗范围，减少了毒副作用，使得中国的医学走上了一条崭新的发展道路。

附　录

中医学经历了先秦时期的萌芽，两汉时期的学术体系形成，唐宋金元时期的发展完善，明清时期的日臻成熟，民国时期的发展低谷之后，终于在新中国成立后迎来了春天，向着更大的辉煌稳步前进。

山东籍名老中医刘惠民曾经用两剂"大青龙汤"治好了毛泽东主席多日未愈的感冒。毛主席亲自体验中医药的神奇疗效之后指出："中国医药学是一个伟大的宝库，应当努力发掘，加以提高。"新中国几代中医药人在这个鼓舞人心的指示激励下，承前启后，在中医药这座宝库中一直坚持辛勤劳作、为国献宝。

管理方面：新中国成立伊始，卫生部就下设中医科，全面负责全国的中医药工作；1954年，中医科升格为中医司；到了1988年，国务院正式成立国家中医药管理局，中医药迎来崭新局面。

立法方面：1982年，第五届全国人民代表大会将"发展现代医药和我国传统医药"载入宪法；2003年，国务院公布《中华人民共和国中医药条例》；2016年12月，《中华人民共和国中医药法》正式公布，有关中医药的所有相关事务以法律明文规定的形式被公布出来，使中医药相关事务管理更加规范。

教育方面：1956年，北京、上海、成都、广州4所中医学院成立，后各地纷纷成立中医学院，开设中医、中药、针灸等相关专业，培养中医药高等人才；1978年，各学校开始招收中医药研究生。

成果方面：2009年和2014年，国家分别评选出了30位"国医大师"，这是国家对名老中医的最高评价与褒奖，各省、自治区、直辖市每五年评选出"省级中医药名专家"；2010年，"中医针灸"正式被联合国教科文组织列入人类非物质文化遗产代表作名录；2011年和2015年，中国中医科学院研究员屠呦呦因在青蒿素研究中的杰出贡献，分别获美国拉斯克奖、诺贝尔生理学或医学奖；2016年12月，国务院发布《中国的中医药》白皮书，指出中医药具有"未病先防、既病防变、瘥后防复"的防治特色。

习近平主席指出，中医药学是中国古代科学的瑰宝，也是打开中华文明宝库的钥匙。2017年初，习主席在访问世界卫生组织时，将一尊中国的针灸铜人送给世界卫生组织，向全世界展示了传统中医药文化的风采。

随着中医药影响的扩大，人们逐渐意识到中医药不仅集中体现了中国传统文化科学精神和人文精神的交融，而且为世界提供了另一种医学范式。因此，中医药是中华民族甚至全人类的共同财富。

中医之史
中医之本
中医之术

出版人/崔　刚◎策划/张　彤·张元立·匡建民◎责任编辑/戴梅海·朱　琦·范玉峰◎责任校对/刘雅稚·董傲因◎装帧设计/戴梅海

山东城市出版传媒集团

济南出版社

ISBN 978-7-5488-2516-6

9 787548 825166 >

定价：37.00元